全国中医药行业高等教育
"十三五"规划教材配套用书

中医妇科学

易考易错题
精析与避错

主　编　张建伟

副主编　赵　帅

中国健康传媒集团

中国医药科技出版社

内容提要

本书为全国中医药行业高等教育"十三五"规划教材配套用书，以全国高等中医药院校规划教材和教学大纲为基础，由长年从事一线中医教学工作且具有丰富教学及命题经验的专家教授编写而成，书中将本学科考试中的重点、难点进行归纳总结，并附大量常见试题，每题均附有正确答案、易错答案及答案分析，将本学科知识点及易错之处加以解析，对学生重点掌握理论知识及应试技巧具有较强的指导作用。本书适合高等中医药院校本科学生阅读使用。

图书在版编目（CIP）数据

中医妇科学易考易错题精析与避错/张建伟主编.—北京：中国医药科技出版社，2018.11
全国中医药行业高等教育"十三五"规划教材配套用书
ISBN 978-7-5214-0460-9

Ⅰ.①中…　Ⅱ.①张…　Ⅲ.①中医妇科学—高等学校—教学参考资料　Ⅳ.①R271.1

中国版本图书馆CIP数据核字（2018）第217920号

美术编辑　陈君杞
版式设计　大隐设计

出版　**中国健康传媒集团** ｜ 中国医药科技出版社
地址　北京市海淀区文慧园北路甲 22 号
邮编　100082
电话　发行：010-62227427　邮购：010-62236938
网址　www.cmstp.com
规格　889×1194mm $\frac{1}{16}$
印张　11 $\frac{3}{4}$
字数　232 千字
版次　2018 年 11 月第 1 版
印次　2018 年 11 月第 1 次印刷
印刷　三河市国英印务有限公司
经销　全国各地新华书店
书号　ISBN 978-7-5214-0460-9
定价　**32.00 元**

编写说明

  《中医妇科学易考易错题精析与避错》以全国中医药行业高等教育"十三五"规划教材《中医妇科学》为蓝本，将教材中的重点、难点内容进行精简提炼，帮助学生系统掌握复习课程的重点内容。其中，重点、难点及例题的覆盖范围与教学大纲及教材内容一致。全书编写顺序与教材章节顺序一致，方便学生同步学习。

  本书的主要特点在于常见错误的解析和易错点的预测，使学生在短时间内既能对已学知识进行复习回顾，又能熟悉题目、掌握考点，同时还可以对自己学习的薄弱环节进行强化记忆和练习。书中覆盖了教材的全部知识点，题型多样，题量丰富，对需要掌握、熟悉的内容予以强化。重点、难点部分力求全面而精炼，并有所侧重；在答案分析部分，力求简单明了概括知识点的学习方法和相关解题技巧，帮助学生在复习、练习的过程中及时发现自身知识的不足之处，并理清学习和解题的思路，提示学生针对易错点进行分析、辨别，尽可能减少学生在考试中所犯的错误，从而提高学生对知识的应用能力及应试能力。

  本书适合于中医学专业或者相关专业医学生在校学习、备考之用，也是初入临床的实习医生、住院医生参加执业医师考试的复习用书。

编者

2018 年 6 月

目 录

理论篇

临床篇

附篇

第一章　绪论

中医妇科学的定义与范围

◎ 重点 ◎

1. 中医妇科学定义
2. 中医妇科学研究范围

◎ 难点 ◎

中医妇科学定义

中医妇科学的特点和学习方法

◎ 难点 ◎

1. 中医妇科学的特点
2. 中医妇科学的学习方法

◎ 难点 ◎

中医妇科学的特点

中医妇科学的历史源流

◎ 重点 ◎

中医妇科学在十大历史时期的重大学术成就、代表医家及著作。以史为鉴，开拓未来，激发学生学习中医妇科学的兴趣与责任

◎ 难点 ◎

中医妇科学在十大历史时期的重大学术成就、代表医家及著作

常见试题

（一）单项选择题

1. 肾主生殖的理论研究得以深化是在（　　）

A. 汉代　　　　　　　　　B. 唐代　　　　　　　　　C. 宋代

D. 明代　　　　　　　　　E. 清代

【正确答案】D

【易错答案】A

【答案分析】秦汉时期成书的《难经》创立了左肾右命门学说，首论命门功能，该书关于肾与命门及冲任督带的理论成为妇科学重要的基础理论。而明代，房劳伤肾在社会上较突出，促进了医家对肾与命门的研究，直接影响着妇科学术理论的深化。如《女科证治准绳》《万氏妇人科》《妇人规》等从各方面研究肾与生殖的关系，尤其是张景岳提出"无形之水"的概念与西医所指的生殖内分泌激素颇相似，赵献可著《医贯》，为历史上第一部研究肾的专著。

2. 妇人少年治肾，中年治肝，老年治脾的观点是从哪位医家的学术观点引申出来的（　　）

A. 朱丹溪　　　　　　　　B. 刘完素　　　　　　　　C. 张子和

D. 李东垣　　　　　　　　E. 张景岳

【正确答案】B

【易错答案】D

【答案分析】李东垣重视脾胃，在《脾胃论》中提出论治带下病以益脾胃、升阳泻火、清除湿热以扶脾治虚为主的理论，并未提及不同年龄阶段的论治。刘完素在《素问病机气宜保命集·妇人胎产论》中提出"妇人童幼天癸未行之间，皆属少阴；天癸既行，皆从厥阴论之；天癸已绝，乃属太阴经也。"率先提出妇人不同年龄阶段应分别重视肾、肝、脾论治的理论。

3. 妇科历史上的第一首方是（　　）

A. 温经汤　　　　　　　　B. 四物汤　　　　　　　　C. 胶艾汤

D. 四乌鲗骨一藘茹丸　　　E. 当归芍药散

【正确答案】D

【易错答案】B

【答案分析】四乌鲗骨一藘茹丸出自《素问·腹中论》，是妇科历史上的第一首方。四物汤是治疗营血虚滞补血调血的方剂，也是中医妇科治疗的代表方，但不是妇科历史的首方。

4. "胎教"最早记载在（　　）

A.《列女传》　　　　　　B.《内经》　　　　　　　C.《经效产宝》

D.《妇人大全良方》　　　E.《逐月养胎方》

【正确答案】A

【易错答案】C

【答案分析】根据史料记载，"胎教"最早见于《列女传》，说的是文王之母怀孕时进行"胎教"的史实；昝殷著《经效产宝》是我国现存理论和方药较为完备的妇产科专著，并未首提出"胎教"之法。

（二）名词解释

1.带下医

【正确答案】带下医出自《史记·扁鹊仓公列传》："扁鹊，过邯郸，闻贵妇人，即为带下医"。带下指带脉以下，带下医指治疗带脉以下疾病的医生，即今妇（产）科医生。

【易错答案】专门治疗带下病的医生。

【答案分析】带下医并非单纯的指治疗带下病的医生。而是指治疗带脉以下疾病的医生，按治疗部位赋予医生的专属称谓。

2.五不女

【正确答案】某些妇女因先天性生理缺陷而造成不孕症的情况有五种，即所谓螺、纹、鼓、角、脉，称为"五不女"。

【易错答案】某些妇女的五种先天性生理缺陷（或妇科疾病）。

【答案分析】明·万全《广嗣纪要·择配篇》："五种不宜：一曰螺，阴户外纹如螺狮样、旋入内；二曰文，阴户小如箸头大，只可通，难交合，名曰石女；三曰鼓花头，绷急似无孔；四曰角花头，头削似角；五曰脉，或经脉未及十四而先来，或十五六岁而始至，或不调，或全无。"清·卢若腾《岛居随笔》："五不女，螺、纹、鼓、角、脉也。螺者，牝窍内旋，有物如螺也；纹者，窍小即实女（石女）也；鼓者，无窍如鼓也；角者，有物如角，古名阴挺是也；脉者，一生经水不调及崩带之类是也。"

（三）问答题

1.金元时代医家刘完素在《素问病机气宜保命集》中，对妇人生理作出什么规律性阐述？

【正确答案】"妇人童幼天癸未行之间，皆属少阴；天癸既行，皆从厥阴论之；天癸已绝，乃属太阴经也。"这成为后世医学家主张妇人少年治肾，中年治肝，老年治脾的立论根据。

【易错答案】重视脾胃，提出论治带下病以益脾胃、升阳泻火、清除湿热以扶脾治虚为主的理论。

【答案分析】重视脾胃是李东垣在《脾胃论》中提出的理论，并未提及不同年龄阶段的论治。刘完素在《素问病机气宜保命集·妇人胎产论》中提出："妇人童幼天癸未行之间，皆属少阴；天癸既行，皆从厥阴论之；天癸已绝，乃属太阴经也。"率先提出妇人不同年龄阶段应分别重视肾、肝、脾论治的理论。

2.你对陈自明《妇人大全良方》提出的"妇人以血为基本"如何理解？

【正确答案】宋代陈自明《妇人大全良方》提出"妇人以血为基本"的学术观点有如下理由：

（1）此论来源于《内经》所说的"妇人之生，有余于气，不足于血，以其数脱血也"。《圣济总录·卷一百五十一》设"血气统论",已提出"妇人纯阴,以气为用"的学术观点。陈自明进一步归纳为"妇人以血为基本"。

(2)妇女的主要生理特点月经、妊娠、产育与哺乳均以血为用。月经主要成分是血,然血为脏腑所化,赖气以行,气血和调,血海由满而溢泻而为月经;孕后阴血下注冲任、血海以养胎,促进胎儿的生长发育和成熟;"瓜熟蒂落"分娩要耗气伤血,以血用事;乳汁由血所化,赖气以行以哺育婴孩。所以妇人每一生理过程都以血为用,并消耗一定的气血才能完成。

(3)气血失调是妇科病的主要病机。临证时要知道"气为血之帅,血为气之母",分清在气还是在血,又要注意气和血的相互关系。

(4)调理气血是治疗妇科疾病的重要治法,四物汤补血养血是治疗妇科病的通用方。故《妇人大全良方》提出"妇人以血为本"是正确的。

【易错答案】解答不全面。

【答案分析】妇人以血为本的提出,妇女的生理特点均以血为用,气血失调可致多种妇科疾病,调理气血是治疗妇科疾病的基本治则,综合以上各点是"妇人以血为基本"观点得出的充分理由。

第二章　女性生殖脏器解剖与生理

女性生殖脏器解剖

◎ 重点 ◎

1. 内外生殖器官的解剖位置及功能

2. 胞脉、胞络的功能

3. 女性内外生殖器官的发育异常

◎ 难点 ◎

1. 内生殖器官阴道、胞宫、子门的解剖位置及功能

2. 外生殖器官毛际（阴阜）、阴户、玉门的解剖位置及功能

常见试题

（一）单项选择题

1.（　　）包括解剖学上所指的子宫、输卵管和卵巢

A. 阴户　　　　　　　　　　　B. 子宫　　　　　　　　　　　C. 胞宫

D. 子门　　　　　　　　　　　E. 阴道

【正确答案】C

【易错答案】B

【答案分析】根据史料和现代中医提出的"肾—天癸—冲任—胞宫生殖轴"的新理论及临床实际，首次界定胞宫包括了西医解剖学中的子宫、输卵管和卵巢。子宫是西医学概念，仅指的解剖学的子宫。

2. 相当于西医解剖学中的阴道口是（　　）

A. 玉门　　　　　　　　　　　B. 阴道　　　　　　　　　　　C. 子宫

D. 子门　　　　　　　　　　　E. 子处

【正确答案】A

【易错答案】D

【答案分析】西医解剖学中的阴道口是中医学的玉门，玉门是阴道口的总称，包括处女膜的

部位，系指尚未经历性生活女性的阴道口。《诸病源候论·带下三十六候》说："已产属胞门，未产属龙门，未嫁属玉门。"子门是指的西医解剖学的子宫颈口。二者易混淆。

3. 相当于西医解剖学中的子宫颈口是（　　　）

A. 阴户　　　　　　　　　　B. 阴道　　　　　　　　　　C. 子宫

D. 子门　　　　　　　　　　E. 子处

【正确答案】D

【易错答案】A

【答案分析】西医解剖学中的子宫颈口是中医学的子门，阴户指的西医解剖学的女性外阴。

4. 子宫之名，最早见（　　　）

A.《内经》　　　　　　　　B.《难经》　　　　　　　　C.《神农本草经》

D.《金匮要略》　　　　　　E.《经效产宝》

【正确答案】C

【易错答案】A

【答案分析】子宫之名最早见《神农本草经》"紫石英条"下"女子风寒在子宫，绝孕十年无子"。《内经》最早记载了妇科首方。

（二）多项选择题

1. 胞宫的位置（　　　）

A. 带脉以下　　　　　　　　B. 小腹正中，盆腔中央　　　C. 前邻膀胱

D. 后为直肠　　　　　　　　E. 下接阴道

【正确答案】ABCDE

【易错答案】漏选一项或多项。

【答案分析】从上、下、前、后、中位确定了胞宫的正确位置。

2. 子宫，本教材界定是解剖学称的子宫，其功能是（　　　）

A. 主行月经　　　　　　　　B. 分泌带液　　　　　　　　C. 种子育胎

D. 发动分娩　　　　　　　　E. 排出恶露

【正确答案】ABCDE

【易错答案】漏选一项或多项。

【答案分析】子宫，本教材界定是解剖学称的子宫。子宫的功能是主行月经、分泌阴液、种子育胎、发动分娩、排出恶露。

（三）名词解释

1. 胞宫

【正确答案】胞宫，是女性特有的内生殖器官的概称，包括西医解剖学上的子宫及附件（卵巢、输卵管）。

【易错答案】西医解剖学上的子宫。

【答案分析】中医学的胞宫包含西医解剖学上的子宫以及附件。

2. 子门

【正确答案】中医解剖术语。又名子户，指子宫颈口的部位，为排出月经和分娩胎儿的关口。

【易错答案】即中医的玉门。

【答案分析】子门即子宫颈口，而玉门指的阴道口及处女膜部位，二者所指完全不同。

（四）问答题

试述子宫的功能。

【正确答案】子宫的功能是主月经、泌带液、种子育胎、发动分娩、娩出胎儿及胎盘、产后排出恶露。子宫具有明显的周期性、节律性变化，具有藏和泻的双重功能，有脏"藏精气而不泻"和腑"传化物而不藏"的一些特殊功能，《内经》称"女子胞"，为"奇恒之府"。

【易错答案】子宫功能往往概括不全。

【答案分析】除了经带胎产的生理功能，还具有被称为"奇恒之府"的特殊功能。

女性一生各期的生理特点

◎ **重点** ◎

1.《素问·上古天真论》论述女子生长发育、生殖与衰老的过程，背熟本经文

2. 女性一生各期的生理变化

◎ **难点** ◎

1.《素问·上古天真论》论述女子生长发育、生殖与衰老的过程

2. 女性一生各期的生理变化

女性的特殊生理

◎ **重点** ◎

1. 月经的产生与天癸、脏腑、气血、经络、子宫的关系

2. 经、带、胎、产、乳的生理现象

3. 妊娠保健和预产期的计算公式

4. 月经周期的调节机理

5. 生理性带下和带下产生的机理

6. 妊娠机理、临产生理、哺乳生理

7. 产褥生理特征及乳汁生化机制

◎ **难点** ◎

1. 月经的产生与天癸、脏腑、气血、经络、子宫的关系

2. 经、带、胎、产、乳的生理现象

3. 月经机理中肾、心、肝、脾、肺的作用及相互之间的关联

常见试题

（一）单项选择题

1. 身体无病，月经定期三个月一潮者，称为（　　　）

A. 居经　　　　　　　　　B. 并月　　　　　　　　　C. 暗经

D. 激经　　　　　　　　　E. 避年

【正确答案】A

【易错答案】B

【答案分析】以身体无病为前提，月经 3 个月定期来潮一次，名"居经"，以季为期，又称"季经"。而身体无病但月经定期 2 个月来潮一次者为"并月"。

2. 在月经产生的过程中，起主导作用的是（　　　）

A. 肾　　　　　　　　　　B. 肝　　　　　　　　　　C. 脾

D. 天癸　　　　　　　　　E. 气血

【正确答案】A

【易错答案】D

【答案分析】肾藏精，主生殖，为天癸之源，冲任之本，气血之根，主系胞宫，与脑相通，肾又为五脏阴阳之本，故在月经产生的过程中，以肾为主导。而天癸使肾中精气充盈到一定程度时产生的具有促进人体生殖器官成熟，并维持生殖功能的一种精微物质。

3. 首先提出"经本于肾""经水出诸肾"的是（　　　）

A.《内经》　　　　　　　　B.《妇人大全良方》　　　　C.《难经》

D.《妇人规》　　　　　　　E.《傅青主女科》

【正确答案】E

【易错答案】B

【答案分析】《傅青主女科》在论"经水后期"中提出"经本于肾"，在论"经水先后无定期"中提出"经水出诸肾"，两者含义相同，说明肾是月经产生的本源。《妇人大全良方》首先提出了"妇人以血为基本"的学术观点。

4. 天癸的至与竭与下列哪一脏的盛衰至关重要（　　　）

A. 肾　　　　　　　　　　B. 肝　　　　　　　　　　C. 脾

D. 心　　　　　　　　　　E. 肺

【正确答案】A

【易错答案】C

【答案分析】天癸的至与竭决定月经的潮与止，然肾为天癸之源，故与肾气的盛衰至关重要。肾为先天之本，脾为后天之本。

5. "男精壮而女经调，有子之道也"语出（ ）

A.《傅青主女科》　　　　B.《女科正宗》　　　　C.《证治准绳·女科》

D.《广嗣纪要》　　　　E.《妇科玉尺》

【正确答案】B

【易错答案】A

【答案分析】《女科正宗》提出"男精壮，女经调，有子之道也"对临证治疗不孕不育有指导意义。《傅青主女科》在论"经水后期"中提出"经本于肾"，在论"经水先后无定期"中提出"经水出诸肾"。

（二）多项选择题

1. 女性的特殊生理包括（ ）

A. 月经　　　　B. 带下　　　　C. 妊娠

D. 产育　　　　E. 哺乳

【正确答案】ABCDE

【易错答案】漏选一项或多项。

【答案分析】月经、带下、妊娠、产育与哺乳是女性特有的生殖生理。

2. 妊娠生理现象是（ ）

A. 停经　　　　B. 脉滑　　　　C. 妊娠反应

D. 子宫增大变软，腹部膨隆　　E. 乳头乳晕着色，乳房增大

【正确答案】ABCDE

【易错答案】漏选一项或多项。

【答案分析】5个备选答案均从各方面表达了妊娠的生理现象。

3. 月经周期的调理机制目前有几种说法（ ）

A. 天人相应说

B. 心—肾—子宫轴说

C. 肾—天癸—冲任—胞宫生殖轴说

D. 脑—肾—天癸—冲任—胞宫轴说

E. 妇人以血为基本说

【正确答案】ABCD

【易错答案】E

【答案分析】月经周期的调理尚无定论，答案A、B、C、D从不同角度阐述机理，其中肾—天癸—冲任—胞宫生殖轴调节说，目前得到中医妇科界较普遍的认同。"妇人以血为基本"是陈自明提出的基本理论，并非是月经周期的调节机理。

（三）名词解释

1. 绝经

【正确答案】妇女一生中最后 1 次行经后，停闭 1 年以上，称为绝经。

【易错答案】妇女一生中最后 1 次行经或妇女月经停闭 1 年以上。

【答案分析】是妇女一生最后一次行经后，月经停闭 1 年以上。

2. 生理性带下

【正确答案】带下是健康女性阴道排出的一种阴液，色白或无色透明，其性黏而不稠，其量适中，无特殊臭气，称生理性带下，俗称白带。

【易错答案】阴道分泌物。

【答案分析】阴道分泌物可以是生理性带下，也可以是病理性带下。而生理性带下是健康女性从阴道排出的一种阴液，无色透明如蛋清样，或黏而不稠如糊状，其量适中，无腥臭气。

3. 弄胎

【正确答案】若月数已足，腹痛或作或止，腰不痛者，此名弄胎。

【易错答案】妊娠八九个月时，或腹中痛，痛定仍如常。

【答案分析】若月数已足，腹痛或作或止，腰不痛者，弄胎；妊娠八九个月时，或腹中痛，痛定仍如常者，试胎。

4. 恶露

【正确答案】恶露是产后自子宫排出的余血浊液。

【易错答案】妇女非经期阴道排出的血。

【答案分析】恶露是妇女产后阴道排出的余血浊液。

（四）问答题

1. 何谓天癸？试述天癸的生理基础与生理作用。

【正确答案】天癸，男女皆有。是在一定的年龄阶段，肾精肾气充盛到一定程度时，体内出现的具有促进人体生长、发育和生殖的一种精微物质。天癸来源于先天肾气，靠后天水谷精气的滋养而逐渐趋于成熟、泌至，此后又随肾气的虚衰而竭止。对女性来说，天癸月经相始终，是肾主生殖的精微物质，"属无形之水"。《景岳全书·阴阳篇》曰："元阴者，即无形之水，以长以立，天癸是也，强弱系之。"天癸使任脉所司的精、血、津液旺盛、充沛、通达，并使冲脉在其作用下，广聚脏腑之血而充盛，冲任二脉相资，血海满溢，月经来潮。故天癸主宰月经的潮与止。天癸是"肾主生殖"的精微物质与功能的统一体。

【易错答案】对天癸的定义描述不准，对其生理及作用概括不全。

【答案分析】天癸是一种能促进人体生长、发育和生殖的精微物质，不同于精气、血和津液。能主宰月经的潮与止。

2. 简述带下的生理现象。

【正确答案】带下属津液，又称阴液、带液，有滋润、濡养作用；带下虽说是女性生而即有，津津常润，但随着肾气和天癸的调节，带下有周期性月节律，带下与月经同步，呈现周期性变化并与生殖与关。如月经前后，尤经间期，带下量会增多，质清，晶莹而透明，具韧性可拉长。如《血证论》曰："胞中之水清和……乃种子之的候，无病之月信也"；同时，带下量随妊娠期增多；带下淖泽胞宫、阴道。绝经后渐少，但不能断绝，否则阴中干涩为"带下过少"，故带下为津液，伴随女性一生的生理活动，以滋润胞宫、阴道。

【易错答案】病理性带下。

【答案分析】带下分生理性的和病理性的，其产生机制不同，各有不同的临床意义。

第三章 妇科疾病的病因病机与诊断概要

妇科疾病常见病因

◎ **重点** ◎

导致妇科疾病发生的主要病因及其致病特点

◎ **难点** ◎

导致妇科疾病发生的主要病因及其致病特点

妇科疾病的主要病机

◎ **重点** ◎

1.妇科疾病发生的主要病机。深刻理解和掌握以脏腑功能失常、气血失调，冲任损伤为主体，突出奇经之冲、任、督带和胞宫、胞脉及胞络的间接或直接损伤，才能导致妇科疾病发生的妇科病机特点

2.胞宫、胞脉、胞络受损和肾—天癸—冲任—胞宫生殖轴失调导致妇科疾病的病机

3.发病过程中病机的转归

◎ **难点** ◎

1.妇科疾病发生的主要病机

2.发病过程中病机的转归

常见试题

（一）单项选择题

1.下列妇科病证，哪项与寒邪无关（   ）

A.痛经   B.月经后期   C.胎萎不长

D.月经先期   E.不孕症

【正确答案】D

【易错答案】C

【答案分析】月经先期由气虚、血热所致，与寒邪无关。各种因素所致的血寒宫冷，均可致胎失温养，而胎萎不长。

2. 下列妇科病证，哪项与热邪无关（　　）

A. 月经先期　　　　　　　　B. 月经过多　　　　　　　　C. 崩漏

D. 带下过多　　　　　　　　E. 子肿

【正确答案】E

【易错答案】D

【答案分析】子肿由脾虚、肾虚、气滞所致，与热邪无关。各种原因所致的热邪可损伤任带二脉而为带下过多。

3. 下列妇科病证中，哪项与肾气虚有关（　　）

A. 闭经　　　　　　　　　　B. 月经过多　　　　　　　　C. 经行吐衄

D. 经期延长　　　　　　　　E. 经行头痛

【正确答案】A

【易错答案】B

【答案分析】闭经与肾气虚密切相关。各种原因损伤脾气，致使中气不足，冲任不固，血失统摄，以致经行量多。

4. 下列病证中，哪项与气虚统摄无权有关（　　）

A. 月经过多　　　　　　　　B. 痛经　　　　　　　　　　C. 月经过少

D. 经行吐衄　　　　　　　　E. 癥瘕

【正确答案】A

【易错答案】D

【答案分析】气虚统摄无权，可导致月经过多。肝经郁火和肺肾阴虚可致经行吐衄，与气虚统摄无权无关。

5. 六淫与"内生五邪"中与妇科关系最大的是（　　）

A. 寒、热、风邪　　　　　　B. 风、寒、湿邪　　　　　　C. 寒、热、湿邪

D. 风、热、湿邪　　　　　　E. 寒、热、暑邪

【正确答案】C

【易错答案】D

【答案分析】妇人以血为基本，寒热湿邪易与血相搏，发生妇科病。

（二）多项选择题

1. 妇科常见的病因有（　　）

A. 寒热湿邪　　　　　　　　B. 七情内伤　　　　　　　　C. 生活失度

D. 体质因素　　　　　　　　E. 环境因素

【正确答案】ABCDE

【易错答案】BCDE

【答案分析】ABCDE 均符合题干要求，较既往教材增加了环境因素。淫邪是指六淫邪气，为外感病范围，但妇科病更多由"内生五邪"所致，二者所致病证的临床征象相似，常冠"内""外"二字以区别。六淫邪气与内生五邪中与妇科关系最大的是寒、热、湿邪，因其易与血相搏为病。

2. 七情内伤导致妇科疾病，为害尤甚者有（　　　　）

A. 怒　　　　　　　　　B. 思　　　　　　　　　C. 恐

D. 忧　　　　　　　　　E. 悲

【正确答案】ABC

【易错答案】DE

【答案分析】怒伤肝、思伤脾、恐伤肾。被选上的答案符合题干要求。

3. 生活失度导致妇科病，主要是（　　　　）

A. 房劳多产　　　　　　B. 饮食不节　　　　　　C. 劳逸失常

D. 跌仆损伤　　　　　　E. 嗜烟嗜酒

【正确答案】ABCDE

【易错答案】漏选一项或多项。

【答案分析】被选上的答案符合题干要求。

（三）名词解释

1. 体质

【正确答案】又称"素体""禀赋"，体质受之于父母，并受后天影响。体质在疾病发生、发展和转归以及辨证论治中有着重要的地位，体质体现了中医形神统一观，精神面貌、性格、情绪等对体质的识别具有重要的意义。

【易错答案】人体健康状况和对外界的适应能力。

【答案分析】体质一词出现在清代《通俗伤寒论》，古籍多以"素体""禀赋"等表达。

2. 淫邪

【正确答案】六淫邪气是当自然界气候反常，风、寒、暑、湿、燥、火六气出现异常变化，即成致病因素，合称"六淫邪气"。

【易错答案】常指医理中阴阳相错的情况，也用于表示淫乱邪恶的事物。

【答案分析】风、寒、暑、湿、燥、火在自然界气象正常的情况下称六气，当自然界气候反常，六气出现异常变化时称为"六邪"。

（四）问答题

1. 试述气血失常临床常见的导致妇科病证的病机。

【正确答案】经、孕、产、乳均以血为用，易耗损阴血，导致气血相对不平衡的状态。导致气血失常的原因很多。淫邪因素往往影响血分，情志因素则主要影响气分，跌仆损伤则常常导致气血紊乱而形成瘀血。气分病机主要有气虚、气滞、气逆、气陷，血分病机主要有血虚、血瘀、血热、血寒。气血互相资生、互相依存。往往气病及血、血病及气，或气血同病，虚实错杂。临床常见气血两虚、气虚血瘀、气滞血瘀等病机导致妇科病证。

【易错答案】要点分析不全。

【答案分析】由于气和血是相互依存，相互滋生的，气为血之帅，血为气之母，气病可以及血，血病可以及气，所以临证时既要分清在气在血的不同，又要注意在气在血的相互关系。

2. 试述心的功能失常导致妇科疾病的机制。

【正确答案】心藏神，主血脉。胞脉者属心而络于胞中。心与妇科疾病有着极大的关系。心气虚，积思在心，忧思不解，心气不得下通，导致胞脉不通，冲任失常，可发生月经后期、月经过少、闭经、不孕症等；心阴虚，心阴不足，心火偏亢，心火与肾水不能相济，心肾不交，可发生经行口糜、绝经前后诸证、产后郁证等。若心阴虚，虚热外迫，导致月经先期、经间期出血、崩漏；津随热泄，可发生产后盗汗等。

【易错答案】藏血，主疏泄，体阴而用阳，妇人以血为本，经、孕、产、乳均以血为用。

【答案分析】藏血，主疏泄，体阴而用阳，妇人以血为本，经、孕、产、乳均以血为用是肝的生理特点。

3. 试述肝的功能失常导致妇科疾病的机制。

【正确答案】肝藏血，主疏泄，性喜条达，恶抑郁。肝体阴而用阳，具有贮藏血液和调节血流、血量的生理功能。妇人以血为本，经、孕、产、乳均以血为用。肝又有易郁、易热、易虚、易亢的特点并表现相关病机，发生相应妇科病。肝气郁结，冲任不畅，发生月经先后不定期、痛经、闭经、盆腔炎、癥瘕、不孕。肝经湿热，湿热之邪下注任带，可发生带下过多、阴痒、盆腔炎。肝阴不足，冲任失养，血海不盈，可致月经过少、闭经、经间期出血、不孕症等。肝阳上亢，发生经行头痛、子晕、子痫等。

【易错答案】喜燥而恶湿，气主升，具有运化水谷、水湿之功，并能统摄血液。

【答案分析】喜燥而恶湿是脾的生理特点，气主升，具有运化水谷、水湿之功，并能统摄血液。

4. 试述湿邪的性质及妇科致病特点。

【正确答案】湿为阴邪，其性黏滞，患部重着，病情缠绵；湿性趋下，易袭阴位。湿邪致病，也有内湿、外湿之分，外湿多与气候环境有关，如气候潮湿，阴雨连绵，或久居湿地，或经期、产后冒雨涉水，湿邪内渗致病。湿留体内日久，又可随体质的阴阳盛衰而发生寒化或热化，导致带下、阴痒或盆腔炎等。内湿，又称湿浊内生，主要是由脾的运化和输布津液的功能下降引起的水湿痰浊在体内蓄积停滞致病。《素问·至真要大论》指出："诸湿肿满，皆属于脾。"湿浊既停，极易困阻脾阳，而形成脾生湿，湿困脾，脾伤肾或湿聚成痰的病机转归。湿为有形之邪，随着湿邪留滞的部位、时间不同，分别发生经行浮肿、经行泄泻、闭经、带下病、子肿、子满、产后身痛、不孕症等。

【易错答案】为阴邪，易伤阳气；其性收引，主凝滞，易使气血阻滞不通。

【答案分析】为阴邪，易伤阳气；其性收引，主凝滞，易使气血阻滞不通是寒邪的致病特点。

5. 试述脾功能失常的主要妇科机制和病证。

【正确答案】脾为后天之本，气血生化之源，脾又主中气而统血。脾的病机主要是脾失健运、脾失统摄及脾虚下陷。脾失健运、脾气素虚，或饮食失宜、劳倦过度伤脾，或木郁侮土，脾虚气弱。

【易错答案】藏血，主疏泄，体阴而用阳，妇人以血为本，经、孕、产、乳均以血为用。

【答案分析】藏血，主疏泄，体阴而用阳，妇人以血为本，经、孕、产、乳均以血为用是肝的生理特点。

妇科疾病的诊法

◎ **重点** ◎

1. 四诊在妇科临床上的运用
2. 经、带、胎、产、乳各种临床表现情况和临床意义

◎ **难点** ◎

四诊在妇科临床上的运用

妇科疾病的辨证方法

◎ **重点** ◎

妇科常用的辨证方法

◎ **难点** ◎

1. 月经病、带下病、妊娠病、产后病的辨证要点
2. 妇科疾病的常见证型及伴随的全身证候
3. 辨病与辨证的关系
4. 重视心病辨证的辨证方法

常见试题

（一）单项选择题

1. 舌苔颜色的变化主要可辨别（　　　）

A. 病变之寒热　　　　　　　B. 脏腑之强弱　　　　　　C. 津液之盈亏

D. 邪气之深浅　　　　　　　E. 气血之变化

【正确答案】A

【易错答案】D

【答案分析】舌苔颜色的变化主要可辨别病变之寒热。邪气之深浅是由舌苔的厚薄得知。

2. 望毛发可反映（　　）

A. 肾精营血的盛亏　　　　　　B. 脾胃水谷运化　　　　　　C. 肝气肝血的盛衰

D. 邪气之深浅　　　　　　E. 心血的盈亏

【正确答案】A

【易错答案】C

【答案分析】望毛发可以反映肾中营血的盛亏。

3. 口唇的颜色、润燥等变化主要反映（　　）

A. 肾精营血的盛亏　　　　　　B. 脾胃的情况　　　　　　C. 津液的盛衰

D. 邪气之深浅　　　　　　E. 邪气的性质

【正确答案】B

【易错答案】C

【答案分析】望口唇的颜色、润燥等变化主要反映脾胃的情况。

4. 恶露的异常往往是（　　）的诊断依据

A. 产后病　　　　　　B. 妊娠病　　　　　　C. 月经病

D. 妇科杂病　　　　　　E. 带下病

【正确答案】A

【易错答案】C

【答案分析】恶露量的增多、减少，或恶露不下、过期不止，往往是产后病的诊断依据。

5. 望诊观察舌苔的厚薄，可测（　　）

A. 病变之虚实　　　　　　B. 津液之盛衰　　　　　　C. 病变之寒热

D. 邪气之深浅　　　　　　E. 病邪之性质

【正确答案】D

【易错答案】C

【答案分析】疾病初起在表，病情轻浅，未伤胃气，故苔薄。舌苔由薄变厚，提示邪气渐盛，为病进。病变之寒热可由舌苔的颜色得知。

6. 闻气味，若月经、带下、恶露秽臭，多为（　　）

A. 热毒　　　　　　B. 湿热　　　　　　C. 气滞血瘀

D. 肝经湿热　　　　　　E. 肝肾不足

【正确答案】B

【易错答案】A

【答案分析】湿热为患所致月经、带下、恶露的变化，除色质之变化外，其气味特点为秽臭。若腐臭气秽，多为热毒。

7. 肝病在妇科临床主要表现为（　　　）

A. 郁证　　　　　　　　B. 实证　　　　　　　　C. 热证

D. 虚证　　　　　　　　E. 虚中夹实

【正确答案】B

【易错答案】A

【答案分析】肝体阴而用阳，因此肝病的征候虽可以概括为虚实两类，但临床以实证为多见。

8. 问月经史首先要注意月经的（　　　）

A. 量、色、质、气味　　B. 初潮年龄　　　　　　C. 就诊时年龄

D. 期、量、色、质　　　E. 绝经年龄

【正确答案】D

【易错答案】A

【答案分析】月经的变化主要是期、量、色、质的变化，也是月经病的辨证要点。月经的气味是闻诊的主要内容。

9. 问产后史应询问（　　　）

A. 产后大便通与不通　　B. 分娩情况　　　　　　C. 乳汁多少

D. 小腹痛与不痛　　　　E. 恶露情况

【正确答案】B

【易错答案】E

【答案分析】询问产后分娩情况能概括产后所有情况，其他是产后的某一方面。若有产后出血，可了解恶露情况。

10. 望体形若见年逾 14 岁月经未来潮，第二性征尚未发育，身材矮小，多为（　　　）

A. 肾虚　　　　　　　　B. 肝肾不足　　　　　　C. 先天肾气未充

D. 肾阳虚　　　　　　　E. 天癸未至

【正确答案】C

【易错答案】A

【答案分析】肾主人体生长、发育与生殖。先天肾气未充，人体生长发育受碍，天癸不能泌至，则年逾 14 岁月经未来潮。

（二）多项选择题

1. 在问诊中，主诉应该包括哪些要素（　　　）

A. 主要症状　　　　　　B. 主要体征　　　　　　C. 主要症状发生的持续时间

D. 诱因　　　　　　　　E. 月经史

【正确答案】ABC

【易错答案】DE

【答案分析】问主诉主要应了解患者求诊的原因，即患者求诊的主要症状、体征及发生持续

时间。诱因及月经史属于现病史的内容。

2. 关于湿热下注辨证，下列哪些是主要特征（　　　）

A. 经行小腹痛，大便溏泄　　　B. 经色暗红，质稠有块　　　C. 孕后小便频数，淋漓涩痛

D. 胸闷烦躁　　　　　　　　　E. 带下黄稠

【正确答案】ABCDE

【易错答案】漏选一项或多项

【答案分析】上述证候符合湿热下注辨证。

3. 妇科切诊应包括（　　　）

A. 切脉　　　　　　　　　　　B. 腹部叩诊　　　　　　　　C. 按肌肤

D. 按胸部　　　　　　　　　　E. 扪腹部

【正确答案】ACDE

【易错答案】B

【答案分析】妇科切诊包括切脉、按诊（按胸腹、肌肤、四肢）及盆腔检查三部分。B不属于妇科切诊的内容。

4. 心病在现代妇科病谱中多见的疾病有（　　　）

A. 月经过少　　　　　　　　　B. 闭经　　　　　　　　　　C. 癥瘕

D. 痛经　　　　　　　　　　　E. 经期延长

【正确答案】ABCDE

【易错答案】漏选

【答案分析】心病辨证在妇科中也多见，如心神不宁，可见烦躁失眠、多梦、月经过少、闭经、胎动不安；心血瘀阻可见月经量少、闭经、痛经、产后腹痛、癥瘕等。心火上炎可见烦躁易怒、口舌生疮、崩漏、月经延长等。

（三）名词解释

1. 辨病

【正确答案】辨病是根据患者各种病情资料，结合定义求得病名的诊断。

【易错答案】分辨疾病。

【答案分析】辨病不是分辨，是通过分析患者的各种临床资料，得出疾病名称的过程。

2. 临产脉

【正确答案】《景岳全书·妇人规·产要》云："试捏产母手中指本节跳动，即当产也。"此脉是孕妇在临产前脉象的变化，即孕妇双手中指两旁从中节至末节，均可扪及脉之搏动，谓之临产脉。

【易错答案】离其经常数之脉。

【答案分析】《产孕集》云："尺脉转急，如切绳转珠者，欲产也。"描述了孕妇在临产前脉象的变化。临产脉即离经脉。某些过快或过慢的脉或孕妇分娩期间脉搏加速，亦称离经脉。

二者不同概念。

（四）问答题

1.试述月经病的辨证要点。

【正确答案】月经病的辨证要点，以月经期、量、色、质的变化结合全身症状、舌脉，作为辨证的依据。若月经提前、量多、色淡质稀，伴神疲乏力，多为气虚；月经延后，量少色淡红质稀，伴头晕眼花，大多为血虚；月经量多或日久不止、色深红质稠，多为血热；月经延后、量少色暗、喜温畏寒，多为血寒；月经量多、色紫暗、质稠有血块，大多为血瘀；月经初潮年龄过迟、周期不定、量少色淡，常为肾气未充，冲任不盛或脾肾亏虚，气血生化不足；月经提前或延后、经量或多或少、色紫红有块，伴胸胁作胀，大多为肝郁；月经提前或延后，经量少、色淡暗质稀，伴腰酸，大多为肾虚；月经延后、经行下腹冷痛、拒按、得热则减，大多为实寒；经行或经后下腹冷痛、形寒畏冷、喜按得热则减，大多为虚寒；经行下腹刺痛、经量多、色紫红有块、块下痛减，大多为血瘀。

【易错答案】要点概括不全。

【答案分析】常见月经病有月经先期、月经后期、月经过多、月经过少、月经先后不定期、经行腹痛等，病因病机不同，临床表现不同，要一一分析。

2.为何在妇科疾病的诊察中首先要问年龄？

【正确答案】妇科疾病与年龄密切相关。不同年龄的妇女，由于生理上的差异，表现在病理上各有特点。如青春期女子肾气未充，天癸始至，冲任功能尚未稳定，易患月经疾患；中年妇女因经、孕、产、乳耗伤气血，易使肝失血养，情志易伤，易致脏腑功能损伤、冲任气血失调，而出现经、带、胎、产诸病。老年妇女脾肾虚衰，易发生经断前后诸证、癥瘕等。如同患崩漏，不同年龄的复旧目的和方法也不相同。因此诊察妇科疾病首先要问年龄。

【易错答案】不同年龄阶段患不同的妇科疾病。

【答案分析】年龄不同，不仅生理状况不同，易患的妇科疾病不同，适宜治疗的方法也不同。重点分析各年龄段的生理状况及易患疾病。

第四章　妇科疾病的治法概要

常用内治法

◎ 重点 ◎

1. 常用内治法及代表方药
2. 在治疗妇科疾病中，最主要的是突出一个"调"字，达到整体协调，恢复健康为目的
3. 《内经》"谨守病机，各司其属""谨察阴阳所在而调之，以平为期"之经旨

◎ 难点 ◎

1. 常用内治法及代表方药
2. 滋肾补肾、养心安神、疏肝养肝、健脾和胃在妇科学的应用

常用外治法

◎ 重点 ◎

常用外治法及其临床应用

◎ 难点 ◎

常用外治法及其临床应用

急证治疗

◎ 重点 ◎

妇科血崩证、急腹证、高热证的中医应急处理

◎ 难点 ◎

妇科血崩证、急腹证、高热证的中医应急处理

常见试题

（一）单项选择题

1. 寿胎丸是（　　）治法的代表方

A. 温补肾阳　　　　　　　　B. 补益肾气　　　　　　　　C. 滋肾益阴

D. 补肾扶脾　　　　　　　　E. 滋肾养肝

【正确答案】B

【易错答案】C

【答案分析】寿胎丸具补益肾气之功，与题干答案要求相符。补益肾气常从肾阴阳两方面着手调补。

2. 右归丸是（　　）治法的代表方

A. 补益肾气　　　　　　　　B. 滋肾益阴　　　　　　　　C. 温补肾阳

D. 滋肾填精　　　　　　　　E. 补肾扶脾

【正确答案】C

【易错答案】B

【答案分析】右归丸具温补肾阳之功，与题干答案要求相符。而具有滋肾益阴作用的代表方有左归丸。

3. 下述何种情况，须禁用坐浴及阴道冲洗（　　）

A. 外阴炎　　　　　　　　　B. 阴道炎　　　　　　　　　C. 宫颈炎

D. 外阴白色病变　　　　　　E. 月经期

【正确答案】E

【易错答案】D

【答案分析】坐浴适用于外阴白色病变，而因月经期经血外泻，胞宫、胞脉空虚，应禁用坐浴。否则，易导致病邪乘虚内犯。

4. 治疗性外阴、阴道冲洗，药液常用量为（　　）

A. 100mL 左右　　　　　　　B. 200mL 左右　　　　　　　C. 300mL 左右

D. 400mL 左右　　　　　　　E. 500mL 左右

【正确答案】E

【易错答案】A

【答案分析】治疗性冲洗外阴、阴道，根据治疗病证、冲洗范围、冲洗目的和作用，综合考虑，一般以 500mL 左右为宜。肛门导入时 100mL 药液较为适中。

5. 子宫颈癌引起"血崩"，救急止血的最佳方法是（　　）

A. 局部压迫　　　　　　　　B. 麦角新碱类宫缩剂　　　　C. 生脉注射液

D. 三七注射液　　　　　　　E. 辨证处方用药

【正确答案】A

【易错答案】B

【答案分析】子宫颈癌引起血崩，无论是选用麦角新碱、生脉注射液、三七注射液或辨证用药都难以达到迅速止血救急的作用，而认准出血灶，局部压迫止血才是最佳的救急止血方法。

6. 冯某，因输卵管阻塞而致继发不孕，宜选择何种外治法（　　　）

A. 坐浴　　　　　　　　　　B. 阴道冲洗　　　　　　　　C. 阴道纳药

D. 宫腔注入　　　　　　　　E. 贴敷

【正确答案】D

【易错答案】C

【答案分析】阴道纳药可直接作用于阴道或宫颈外口等部位达到治疗目的。因输卵管阻塞而致继发不孕，宫腔注入法可以将药剂注入宫腔或输卵管内，直接在病变部位发挥治疗作用，较阴道纳药为优。

（二）多项选择题

1. 妇产科中血瘀常见的病因有（　　　）

A. 寒凝　　　　　　　　　　B. 气滞　　　　　　　　　　C. 热灼

D. 气虚　　　　　　　　　　E. 外伤

【正确答案】ABCDE

【易错答案】漏选一项或多项

【答案分析】妇产科疾病中，引起血瘀的原因有寒凝、气滞、热灼、气虚及外伤。

2. 下列哪些病证，呈现急性下腹痛时，可应用止痛的急治法（　　　）

A. 原发性痛经　　　　　　　B. 经间期腹痛　　　　　　　C. 子宫内膜异位症

D. 慢性盆腔炎　　　　　　　E. 卵巢囊肿蒂扭转

【正确答案】ABCD

【易错答案】DE

【答案分析】ABCD 所述病证呈现急性下腹痛时，可应用止痛的急治法。而卵巢囊肿蒂扭转引起的腹痛，应按急腹证迅速救治，不可选用止痛的急治法。

3. 养心安神常用的方剂有（　　　）

A. 四物汤　　　　　　　　　B. 酸枣仁汤　　　　　　　　C. 归脾汤

D. 天王补心丹　　　　　　　E. 二齿安神汤

【正确答案】ABC

【易错答案】ABCDE

【答案分析】妇产科疾病中，养心安神对女性月经周期调摄、胎元安固、妊育等起统摄作用。四物汤、酸枣仁汤、归脾汤均为养血安神方剂，而天王补心丹、二齿安神汤为清心安神之方剂。

（三）名词解释

纳药法

【正确答案】将中药研为细末或制成栓剂、胶囊、膏剂等剂型，纳入阴道，使之直接作用于阴道或宫颈外口等部位，达到治疗作用的治法。

【易错答案】将中药制成注射剂，常规外阴、阴道、宫颈消毒后，将药剂注入宫腔及输卵管腔内，以了解输卵管畅通情况，或治疗宫腔及输卵管粘连、阻塞造成的月经不调、痛经、不孕症等。

【答案分析】将中药制成注射剂，注入宫腔及输卵管腔内的治疗方法是宫腔注入。而纳药法是将中药研为细末或制成栓剂、片剂等纳入阴道，使其直接作用于阴道等部位，达到治疗作用。

（四）问答题

为什么说调理气血是治疗妇科疾病的常用大法之一？应用该法需注意哪些问题。

【正确答案】经、孕、产、乳均以血为用，"妇人之生，有余于气，不足于血"，女性机体常处于气血相对不平衡的状态之中，形成了致病因素易于侵扰气血，以致气血失调的病理特点；寒热湿邪易与血相搏，七情内伤易使气机逆乱。且脏腑功能失常、经络失畅又常影响气血。因此，调理气血是治疗妇科疾病的常用大法之一。

应用调理气血法时应注意分清病在血、病在气，辨明虚实，以为立法依据。当气血同病时，又当根据其病变的轻重主次关系而调治。

【易错答案】要点概括不符合题干要求。

【答案分析】《妇人大全良方》明确的指出："妇人以血为基本"。展开分析血在妇女生理上的基础作用及气血不平衡所形成的妇科疾病。调理气血首先要分清病在气在血、属虚属实。

第五章 预防与保健

◎ **重点** ◎

1. 妊娠期保健

2. 绝经前后保健

3. 哺乳期保健

4. 产褥期保健

◎ **难点** ◎

1. 妊娠期保健

2. 绝经前后卫生保健

常见试题

（一）单项选择题

1. 下列哪一项不是产褥期的卫生保健（　　　）

A. 充分休息　　　　　　　　B. 保持外阴清洁

C. 注意避孕　　　　　　　　D. 产后 42 天时应进行较详细的检查

E. 饮食要富于营养和易消化

【正确答案】C

【易错答案】E

【答案分析】产褥期不仅是避孕，而是要严禁房事。产褥期的饮食应该要有营养和易消化。

2. "产后满百日，乃可合会"出自（　　　）

A.《千金要方》　　　　　　　B.《诸病源候论》　　　　　　　C.《景岳全书·妇人规》

D.《傅青主女科》　　　　　　E.《女科证治准绳》

【正确答案】A

【易错答案】E

【答案分析】"产后满百日，乃可合会"出自《千金要方》。

（二）多项选择题

妊娠期保健包括（　　　）

A. 生活要有规律　　　　　　B. 饮食宜清淡平和而富于营养

C. 注意胎教　　　　　　　　D. 妊娠 3 个月内和 7 个月后，必须避免房事

E. 定期检查

【正确答案】ABCDE

【易错答案】漏选一项或多项

【答案分析】妊娠期的摄生保健要注意以上各方面。

（三）问答题

为什么产褥期妇女要进行卫生保健？

【正确答案】由于分娩时耗气失血，以致阴血骤虚，营卫不固，故产后最易受邪；恶露排出，血室已开，胞脉空虚，此期的调护尤为重要。

【易错答案】为了更好的哺乳。

【答案分析】其实产褥期卫生是因为产褥期的体质特征决定的，产后应该充分休息、保持清洁、严禁房事、定期检查。

第六章　月经病

概述

◎ 重点 ◎

1.月经病的定义、范围、病因病机、诊断、辨证和治疗原则和具体治法

2.常见月经病的定义和辨证论治

◎ 难点 ◎

1.月经病的定义、范围、病因病机、诊断、辨证和治疗原则和具体治法

2.常见月经病的定义和辨证论治

常见试题

（一）单项选择题

1.下列哪项不属于月经病的主要发病机制（　　　）

A.脏腑功能失常　　　　　　　B.血气不和

C.冲任二脉损伤　　　　　　　D.肾—天癸—冲任—胞宫生殖轴失调

E.七情内伤

【正确答案】E

【易错答案】A

【答案分析】月经病的主要发病机制是脏腑功能失调，血气不和，冲任二脉损伤，肾—天癸—冲任—胞宫生殖轴失调。七情内伤系导致月经病的原因之一。

2.月经病的治疗原则重在（　　　）

A.补肾　　　　　　　　B.扶脾　　　　　　　　C.治本调经

D.疏肝　　　　　　　　E.调理冲任气血

【正确答案】C

【易错答案】A

【答案分析】月经病的治疗原则重在治本调经。同时要分清先病后病和标本缓急的治疗原则。补肾、扶脾、疏肝、调理气血、调理冲任为调经的具体治法。

3."调经之要,贵在补脾胃以资血之源,养肾气以安血之室,知斯二者,则尽善矣"出自( )

A.《千金要方》　　　　　B.《妇人大全良方》　　　　　C.《济阴纲目》

D.《妇人规》　　　　　　E.《傅青主女科》

【正确答案】D

【易错答案】A

【答案分析】《妇人规》:"调经之要,贵在补脾胃以资血之源,养肾气以安血之室,知斯二者,则尽善矣"。此条文强调补肾扶脾在调经中的重要性。

(二)多项选择题

月经病的定义包括( )

A.月经周期的异常　　　　B.月经经期的异常　　　　C.月经量色质的异常

D.伴随月经周期发生的改变　　E.经断前后出现的明显症状

【正确答案】ABCDE

【易错答案】漏选一项或多项

【答案分析】月经病是以月经的周期、经期、经量、经色、经质等发生异常,或伴随月经周期,或经断前后出现明显症状为特征的疾病,是妇科临床的多发病。

(三)问答题

月经病的主要病机。

【正确答案】月经病的主要发病机制是脏腑功能失常,血气不和,冲任二脉损伤,肾—天癸—冲任—胞宫生殖轴失调,而出现妇科特有的与月经有关的疾病,其病因除外感邪气、内伤七情、房劳多产、饮食不节、劳倦过度之外,尚须注意体质因素对发生月经病的影响,另外,痛经、月经前后诸证等疾病,其所以随月经周期而发,又与经期及经期前后特有生理状态有关。未行经期间,由于冲任气血平和,致病因素尚不足以引起病变发生。经期前后,血海由满盈而泄溢,由泄溢而骤虚,冲任气血变化急骤,致病因素乘时而作,故病发。

【易错答案】寒热湿邪侵袭、情志因素、房室所伤、饮食失宜、劳倦过度和体质因素。

【答案分析】寒热湿邪侵袭、情志因素、房室所伤、饮食失宜、劳倦过度和体质因素是月经病的主要病因,其导致脏腑功能失常,血气不和,冲任二脉损伤,肾—天癸—冲任—胞宫生殖轴失调,而出现妇科特有的与月经有关的疾病。

月经不调

月经先期

◎ 重点 ◎

1.月经先期定义及辨证论治

2.月经先期的病因病机、诊断与鉴别诊断

◎ **难点** ◎

1. 月经先期定义及辨证论治

2. 月经先期的病因病机、诊断与鉴别诊断

常见试题

（一）单项选择题

1. 月经先期常并见（　　　）

A. 月经过多　　　　　　　　B. 经期延长　　　　　　　　C. 月经先后无定期

D. 崩漏　　　　　　　　　　E. 痛经

【正确答案】A

【易错答案】D

【答案分析】月经先期常与月经过多并见，严重者可发展为崩漏。

2. 下列哪项不属于黄体功能不足所致月经先期的基础体温表现（　　　）

A. BBT 双相型　　　　　　　　B. 排卵后体温上升幅度 <0.3℃

C. 黄体期少于 11 天　　　　　　D. 排卵后体温上升缓慢

E. BBT 单相型

【正确答案】E

【易错答案】D

【答案分析】黄体功能不足之月经先期，基础体温（BBT）呈双相型，但黄体期少于11天，或排卵后体温上升缓慢，上升幅度 < 0.3℃。多囊卵巢综合征的患者体温呈单项。

3. 月经先期属于以（　　　）为主的月经病

A. 周期异常　　　　　　　　B. 经期异常　　　　　　　　C. 经量异常

D. 周期经期经量的严重紊乱　　E. 经色异常

【正确答案】A

【易错答案】D

【答案分析】月经先期是指月经周期提前7天以上，甚至10余天一行，连续3个周期以上者。

（二）多项选择题

1. 月经先期血热证的首选方是（　　　）

A. 清经散　　　　　　　　　B. 两地汤　　　　　　　　　C. 清热固经汤

D. 保阴煎　　　　　　　　　E. 龙胆泻肝汤

【正确答案】AB

【易错答案】ABCD 或 CDE

【答案分析】清经散清热泻火，凉血养阴，使热去而阴不伤，血安而经自调，是治疗阳盛血热证月经先期的首选方。两地汤滋阴壮水，清热调经，使水足而火自平，阴复而阳自秘，则经行如期，是治疗阴虚血热证月经先期的首选方。

2.月经先期的主要病机是（　　　　）

A.气虚　　　　　　　　B.气滞　　　　　　　　C.血虚

D.血热　　　　　　　　E.血瘀

【正确答案】AD

【易错答案】BCD

【答案分析】月经先期的病机主要是气虚和血热，具体分为脾气虚、肾气虚、阳盛血热、阴虚血热、肝郁血热。

3.肝郁血热证月经先期的主要证候是（　　　　）

A.月经提前，量或多或少

B.经色深红，质稠

C.两颧潮红，手足心热，咽干口燥

D.胸胁胀痛或乳房胀痛，烦躁易怒

E.舌红，苔薄黄，脉弦数

【正确答案】ABDE

【易错答案】ABCDE

【答案分析】两颧潮红，手足心热，咽干口燥为阴虚血热证月经先期的主要证候，其余各项均为肝郁血热证月经先期的主要证候。

4.丹栀逍遥散的药物组成（　　　　）

A.丹皮栀子　　　　　　B.当归白芍　　　　　　C.白术茯苓

D.煨姜薄荷　　　　　　E.柴胡炙甘草

【正确答案】ABCDE

【易错答案】漏选一项或多项

【答案分析】丹栀逍遥散的组成包括丹皮、栀子、当归、白芍、柴胡、白术、茯苓、煨姜、薄荷、炙甘草。

（三）名词解释

月经先期

【正确答案】月经周期提前7天以上，甚至10余天一行，连续3个周期以上者，称为月经先期。

【易错答案】月经周期提前。

【答案分析】月经先期的要点有两个，首先周期提前7天以上，甚至10余天一行，其次是连续3个周期以上。

（四）问答题

简述如何鉴别月经先期与经间期出血。

【正确答案】月经先期为月经周期提前 7 天以上，甚至 10 余天一行，连续 3 个周期以上者。月经先期若提前至 10 余天一行者，须与经间期出血鉴别。经间期出血常发生在月经周期第 12~16 天，出血量较少，或表现为透明黏稠的白带中夹有血丝，出血持续数小时以至 2~7 天自行停止，也称排卵期出血。月经期出血与经间期出血形成出血量一次多、一次少的现象，结合 BBT 测定，若出血发生在排卵期，即可确诊。

月经先期则每次出血量大致相同，结合 BBT 测定出血时间不在排卵期内，持续时间一般与正常月经基本相同。故以此可鉴别月经先期与经间期出血。

【易错答案】要点不全，不符合答题要求。

【答案分析】月经周期、经期、出血量、伴随的表现、BBT 测定、出血持续时间等均有所不同。

月经后期

◎ **重点** ◎

1.月经后期定义及辨证论治

2.月经后期的病因病机、诊断与鉴别诊断

◎ **难点** ◎

1.月经后期定义及辨证论治

2.月经后期的病因病机、诊断与鉴别诊断

常见试题

（一）单项选择题

1.血虚证月经后期的最佳选方是（　　　）

A.大补元煎　　　　　　　　B.大营煎　　　　　　　　C.归肾丸

D.滋血汤　　　　　　　　　E.当归地黄饮

【正确答案】A

【易错答案】D

【答案分析】看到血虚证，经常错误地选择 D 项，滋血汤补血益气调经，主要用于治疗血虚证的月经过少，而大补元煎补血填精，益气调经，精血同源，是血虚证月经后期的最佳选方，故答案应选 A。

2.治疗肾虚证月经后期首选的方剂是（　　　）

A.左归丸　　　　　　　　　B.加减肉苁蓉丸　　　　　C.当归地黄饮

D.右归丸　　　　　　　　　E.金匮肾气丸

【正确答案】C

【易错答案】E

【答案分析】金匮肾气丸主要针对肾虚病证，所以容易引起混淆，但当归地黄饮擅长补益肾气，益精养血，是肾虚证月经后期的首选方，故答案应选C。

3. 虚寒证月经后期的治法是（　　　　）

A. 温补肾阳，养血调经　　　　B. 祛寒除湿，活血调经　　　　C. 温阳散寒，养血调经

D. 散寒祛瘀，和血调经　　　　E. 温中散寒，化瘀调经

【正确答案】C

【易错答案】D、E

【答案分析】虚寒证月经后期，以冲任虚寒，冲任不充为主要病机，治宜温阳散寒，养血调经，故选C项。

4. 实寒证月经后期首选（　　　　）

A. 生化汤　　　　　　　　　　B.《金匮》温经汤　　　　　　　C. 乌药汤

D. 大补元煎　　　　　　　　　E.《良方》温经汤

【正确答案】E

【易错答案】B

【答案分析】《金匮》温经汤与《良方》温经汤中均有当归、川芎、芍药、丹皮、人参、肉桂、甘草等，有温经散寒，祛瘀养血之功，用以治疗冲任寒凝之月经后期，然而，《金匮》温经汤中还配有吴茱萸、法半夏、生姜、阿胶、白芍、麦冬，故以温经散寒，养血温补之功主要用于治疗虚寒证月经后期，而《良方》温经汤则配以莪术、牛膝活血化瘀以治实寒证月经后期。故应选E项。

5. 下列各项，不属于气滞证月经后期的主证的是（　　　　）

A. 月经量少或正常　　　　　　B. 色暗红或有小血块　　　　　C. 小腹隐痛喜按

D. 胸胁乳房胀痛　　　　　　　E. 脉弦数

【正确答案】C

【易错答案】B

【答案分析】血为气滞，胞宫、血海不能按时满溢，故经量减少，血色暗红或有血块，而小腹隐痛，喜按是虚证的表现，气滞证属实证，故答案应选C。

6. 治疗气滞证月经后期，应首选的方剂是（　　　　）

A. 丹栀逍遥散　　　　　　　　B. 乌药汤　　　　　　　　　　　C. 调肝汤

D. 逍遥散　　　　　　　　　　E. 柴胡疏肝散

【正确答案】B

【易错答案】D

【答案分析】逍遥散疏肝理脾，养血调经，容易被混淆为错误答案，而乌药汤以乌药理气行

滞为君，擅长理气行滞调经，是治疗气滞证月经后期的首选方剂。

7. 月经后期的治疗应以调理月经周期为主，应注重（　　）的调理

A. 经前　　　　　　　　　　B. 平时　　　　　　　　　　C. 经后

D. 经期　　　　　　　　　　E. 以上都不是

【正确答案】B

【易错答案】A、C、D

【答案分析】以月经后期紊乱为主的病证不应单单注重经前、经后或者经期的治疗，更应该重视平时以调经月经周期为主的调理治疗，故答案应选B。

8. 育龄期妇女，月经过期未至，应首先排除（　　）

A. 闭经　　　　　　　　　　B. 妊娠　　　　　　　　　　C. 月经失调

D. 异位妊娠　　　　　　　　E. 以上都不是

【正确答案】B

【易错答案】A

【答案分析】育龄期妇女，出现月经过期未至，若时间超过6个月以上，往往容易先考虑闭经的可能，但最先排除的应是妊娠的可能性，故应选择B项。

（二）多项选择题

1. 下列不应诊断为月经后期的有（　　）

A. 每次月经周期延后四、五天

B. 青春期月经初潮后数月内周期时有延后七天以上而无其他证候者

C. 月经周期偶然延后一次，下次仍如期来潮者

D. 围绝经期绝经前，周期时有延后七天以上的，而无其他不适者

E. 月经周期延后十天，连续两个月经周期以上者

【正确答案】ABCD

【易错答案】漏选一项或多项。

【答案分析】月经周期延后7天以上，甚至3~5个月一行，连续3个周期以上，称为"月经后期"。若每次仅延后三五天，或者偶然延后一次，下次仍如期来潮者，均不作月经后期论。此外，青春期月经初潮后数月内，或围绝经期前，周期时有延后，且无其他证候者，亦不作病论。

2. 下列各项，属于月经后期的常见病机有（　　）

A. 肾虚　　　　　　　　　　B. 气滞　　　　　　　　　　C. 气虚

D. 血寒　　　　　　　　　　E. 血虚

【正确答案】ABDE

【易错答案】漏选。

【答案分析】月经后期的常见病机有肾虚、血虚、气滞、血寒，气虚不包括在内。

3. 一妇人既往月经周期为28~30天，现停经51天后出现阴道流血5天，量少，伴有小腹隐痛，

尿妊娠试验（+），应考虑以下哪些疾病（　　　）

A. 堕胎　　　　　　　　B. 胎动不安　　　　　　　C. 异位妊娠

D. 月经后期　　　　　　E. 胎漏

【正确答案】BC

【易错答案】错选或漏选。

【答案分析】既往月经规律，本次停经51天后出现阴道流血5天，伴小腹隐痛，且尿妊娠试验阳性，故应考虑妊娠疾病B、C，因有小腹隐痛，故可以排除胎漏。

4. 月经延后（　　　）者应诊为月经后期

A. 10天　　　　　　　　B. 1个月　　　　　　　　C. 3个月

D. 5个月　　　　　　　　E. 6个月

【正确答案】ABCD

【易错答案】ABCDE

【答案分析】月经周期延后7天以上，甚至3~5个月一行者，连续3个周期以上，称为"月经后期"。月经停闭6个月或6个月以上者称为闭经。

（三）问答题

1. 虚寒证月经后期的主证、治法、代表方剂。

【正确答案】虚寒证月经后期的主要证候是：月经延后，量少，色淡红，质清稀，小腹隐痛，喜暖喜按；腰酸无力，小便清长，大便稀溏；舌淡，苔白，脉沉迟或细弱。治法：温阳散寒，养血调经。代表方：《金匮》温经汤。

【易错答案】将《金匮》温经汤与《良方》温经汤相混淆。

【答案分析】《金匮》温经汤与《良方》温经汤均有温经散寒之功，用以治疗冲任寒凝，瘀血阻滞之月经后期，然《金匮》温经汤以温经散寒，养血温补之功，主要用于治疗虚寒证月经后期，而《良方》温经汤活血化瘀主治实寒证月经后期。

2. 简述月经后期与早孕如何鉴别。

【正确答案】育龄期妇女月经过期未至，应该首先排除妊娠。早孕者，有早孕反应，妇科检查宫颈着色，子宫体增大、变软，妊娠试验阳性反应，B超检查可见子宫腔内有孕囊。月经后期者则无以上表现，且以往多有月经失调病史。

【易错答案】早孕的临床表现容易表述不全面。

【答案分析】早孕的表述不仅仅包括月经后期、早孕反应等表现，还包括尿妊娠试验、B超等辅助检查的表现，以做出明确的鉴别。

月经先后无定期

◎ 重点 ◎

月经先后无定期的定义及病因病机

◎ **难点** ◎

1. 月经先后无定期的辨证论治

2. 月经先后无定期与崩漏的鉴别

常见试题

（一）单项选择题

1. 治疗肾虚证月经先后无定期的首选方是（　　）

A. 右归丸　　　　　　　　B. 固阴煎　　　　　　　　C. 定经汤

D. 知柏地黄汤　　　　　　E. 补肾地黄丸

【正确答案】B

【易错答案】C

【答案分析】肾虚证月经先后无定期的治则是补肾调经，故方选固阴煎。若证属肝郁肾虚，则当选定经汤。此处容易混淆。

2. 月经先后无定期常见的转归是（　　）

A. 经期延长　　　　　　　B. 月经过少　　　　　　　C. 月经过多

D. 痛经　　　　　　　　　E. 崩漏

【正确答案】E

【易错答案】B、C

【答案分析】月经先后不定期若以周期延后为多见，伴有月经过少，往往会向闭经转化，但若以周期提前多见，且伴有月经过多，若治疗不及时，或调护不当，则最终可转化为崩漏。

3. 患者经来先后无定期，经量或多或少，色暗红，夹有血块，经行胸胁乳房少腹胀痛，脘闷不舒，时叹息，嗳气，纳差，苔薄白，脉弦。最佳选方是（　　）

A. 一贯煎　　　　　　　　B. 丹栀逍遥散　　　　　　C. 逍遥散

D. 归脾汤　　　　　　　　E. 定经汤

【正确答案】C

【易错答案】E

【答案分析】定经汤主要用于治疗肝郁肾虚证月经先后无定期，题干中未有明显关于肾虚症状的表述，容易错选。根据题干，可辨证为肝郁证月经先后无定期，当首选逍遥散。

4. 患者经行或先或后，量少，色淡暗，质清稀，伴腰骶酸痛，头晕耳鸣，舌淡苔白，脉细弱。应诊断为（　　）

A. 血虚证月经先后无定期　　　B. 气虚证月经先后无定期　　　C. 肾阳虚证月经先后无定期

D. 肾阴虚证月经先后无定期　　　E. 肾虚证月经先后无定期

【正确答案】E

【易错答案】C、D

【答案分析】题干中未有明显的偏肾阳虚或肾阴虚症状的描述，应概括辨证为肾虚证月经先后无定期，不能以偏概全。

（二）多项选择题

1.月经先后无定期的常见病机有（　　　）

A.肝气郁结　　　　　　　B.心肾不交　　　　　　　C.肝血亏虚

D.肾气亏虚　　　　　　　E.肺气亏虚

【正确答案】AD

【易错答案】错选或多选。

【答案分析】月经先后无定期的病机主要在于肝肾功能失调，冲任失调，血海蓄溢无常，证型多为肝郁和肾虚。

2.肾虚证月经先后无定期的主要证候有（　　　）

A.量少，色暗淡，质稀　　B.腰骶酸痛　　　　　　　C.头晕耳鸣

D.乳房胀痛　　　　　　　E.舌淡苔白，脉沉细

【正确答案】ABCE

【易错答案】漏选或多选。

【答案分析】肾虚证的主要证候是经行或先或后，量少，色淡暗，质清；或腰骶酸痛，或头晕耳鸣；舌淡苔白，脉沉细，容易漏选。乳房胀痛应是肝郁实证的临床表现。

3.月经先后无定期发病机制为（　　　）

A.肝肾功能紊乱　　　　　B.冲任功能紊乱　　　　　C.血海蓄溢失常

D.冲任不固，经血失约　　E.冲任受阻，血海不能如期满溢

【正确答案】ABC

【易错答案】DE

【答案分析】月经先后无定期的发病机制主要是肝肾功能失调、冲任功能紊乱、血海蓄溢失常。冲任不固，经血失约是月经过多的发病机制。冲任受阻，血海不能如期满溢是月经后期的发病机制。

（三）问答题

1.简述月经先后无定期与崩漏如何鉴别？

【正确答案】月经先后无定期以月经周期不定为特征，一般经期正常，经量不多。崩漏是以月经周期、经期、经量均发生严重紊乱为特征的病证，除见周期紊乱，并同时出现阴道出血量多如注，或淋漓不断。

【易错答案】常见错误是没有对月经先后无定期及崩漏各自的临床特点进行分析，或者是表述不全面。

【答案分析】月经先后无定期最主要的特点是月经周期不定，而崩漏不仅仅包括月经周期的

紊乱，经期、经量等都会发生明显变化，它往往是月经先后无定期失于调治后的转归。

　　2.试述月经先后无定期常见证型的主证、治法及代表方剂。

　　【正确答案】（1）肝郁证主要证候：经来先后无定，经量或多或少，色暗红，有血块；或经行不畅，胸胁、乳房、少腹胀痛，精神郁闷，时欲叹息，嗳气食少；苔薄白或薄黄，脉弦。治法：疏肝解郁，和血调经。代表方：逍遥散。

　　（2）肾虚证主要证候：经行或先或后，量少，色淡暗，质稀；或腰骶酸痛，或头晕耳鸣；舌淡苔白，脉沉细。治法：补肾益气，养血调经。代表方：固阴煎。

　　【易错答案】常见错误是对月经先后无定期各证型的主要临床表现表述不全面，代表方剂容易混淆。

　　【答案分析】这是本节的记忆难点。肝郁型月经先后无定期的临床表现应偏于肝郁症状的描述，胸胁、乳房、少腹胀痛，脘闷不舒，时叹息，嗳气食少，脉弦是其典型表现。肾虚型月经先后无定期则应偏于肾虚症状的描述，如腰骶酸痛，头晕耳鸣，脉细弱等典型的肾虚表现，辨证选方上应与肝郁肾虚证月经先后无定期所鉴别，后者应首选定经汤。

月经过多

◎ 重点 ◎

月经过多的定义及病因病机

◎ 难点 ◎

月经过多的辨证论治

常见试题

（一）单项选择题

1.治疗气虚证月经过多的最佳选方是（　　　）

A.圣愈汤　　　　　　　　B.参苓白术散　　　　　　　　C.补中益气汤

D.八珍汤　　　　　　　　E.举元煎

【正确答案】E

【易错答案】C

【答案分析】补中益气汤以其补气摄血之功主要擅长治疗气虚证，但举元煎为补中益气汤之缩方，补气之力更专，且无当归辛温动血之弊，是气虚证月经过多的首选方剂，故选E。

2.月经过多，色淡红，质稀薄，神疲气短，面色㿠白，舌淡，苔薄，脉细弱，其治法应为（　　　）

A.凉血清热固经　　　　　　B.补气摄血固冲　　　　　　　C.健脾补肾固冲

D.温阳益气固冲　　　　　　E.益气养心固冲

【正确答案】B

【易错答案】E

【答案分析】根据题干，可辨证为气虚证月经过多，治法为补气摄血固冲。题干中未有对于心气虚的表述，不难分析。

3.治疗血热证月经过多的最佳选方是（　　）

A.清经散　　　　　　　B.固经汤　　　　　　　C.固阴煎

D.两地汤　　　　　　　E.保阴煎

【正确答案】E

【易错答案】C

【答案分析】保阴煎与固阴煎，一字之差，但功效主治大不相同，保阴煎功效清热凉血、固冲止血，主要用于治疗血热证月经过多，而固阴煎功效补肾调经，主要用于治疗肾气虚所导致的月经先期、月经先后无定期等月经病。两方容易混淆。

4.保阴煎的药物组成是（　　）

A.生地黄、熟地黄、黄柏、黄芩、白芍、山药、续断、甘草

B.生地黄、熟地黄、赤芍、白芍、黄柏、黄连、续断、甘草

C.丹皮、白芍、熟地黄、青蒿、黄柏、茯苓、地骨皮

D.菟丝子、熟地黄、山茱萸、人参、山药、炙甘草、五味子、远志

E.熟地黄、生地黄、黄连、黄柏、白芍、山药、续断、甘草

【正确答案】A

【易错答案】D

【答案分析】保阴煎的药物组成是生地黄、熟地黄、黄芩、黄柏、白芍、山药、续断、甘草。选项D为固阴煎的药物组成，若审题不仔细，容易将两方的药物组成相混淆。

5.经行量多，色鲜红或深红，质黏稠，或有小血块；伴口渴心烦，尿黄便结，舌红，脉滑数。其治法应为（　　）

A.养阴清热，益气止血　　B.活血化瘀止血　　　C.活血散寒止血

D.清热凉血、固冲止血　　E.补气摄血固冲

【正确答案】D

【易错答案】A

【答案分析】根据题干，可辨证为血热证月经过多，往往因素体阳盛，或肝郁化火，或外感热邪所导致，症状多表现为实证，当治以清热凉血，固冲止血。选项A主要针对阴虚病证，与题干不符。

6.一般认为月经量超过（　　）为月经过多

A.60mL　　　　　　　B.120mL　　　　　　　C.150mL

D.80mL　　　　　　　E.50mL

【正确答案】D

【易错答案】B、C

【答案分析】一般认为月经量以 30~50mL 为适宜，超过 80mL 即为月经过多。

7.一妇人，月经周期正常，经血量多，色深红，质黏稠，有多量血块，伴下腹疼痛，心烦口渴，尿黄，便结，舌质暗红，苔黄，脉弦涩。证属（　　）

    A.气滞血瘀月经过多　　　　　B.阳盛血热月经过多　　　　　C.寒凝血瘀月经过多

    D.气虚血瘀月经过多　　　　　E.血热兼瘀月经过多

【正确答案】E

【易错答案】B

【答案分析】题干中经量多，色深红，质黏稠，心烦口渴，尿黄，便结，苔黄等都为血热征象的表述，故容易错选选项B。但该妇人，舌质暗红，脉弦涩，为血瘀之象，所以当辨证为血热兼瘀型月经过多，当选E项。

8.苏某，经行量多，色紫暗，有血块，量较多，经行小腹疼痛，经前腹胀，舌质紫暗，舌边尖由瘀点，脉涩，最佳选方是（　　）

    A.少腹逐瘀汤　　　　　　　　B.血府逐瘀汤　　　　　　　　C.失笑散

    D.补阳还五汤　　　　　　　　E.桃红四物汤

【正确答案】C

【易错答案】A

【答案分析】根据题干，不难辨证为血瘀证月经过多，"经行小腹疼痛"容易误选A选项，但失笑散功效活血化瘀止血，是治疗血瘀证月经过多的首选方。

（二）多项选择题

1.月经过多的常见病机包括（　　）

    A.气虚　　　　　　　　　　　B.肾虚　　　　　　　　　　　C.血热

    D.气滞　　　　　　　　　　　E.血瘀

【正确答案】ACE

【易错答案】漏选或错选。

【答案分析】月经过多的常见病机有气虚、血热、血瘀。气滞及肾虚是月经先后无定期的常见病因。

2.气虚证月经过多的临床特点是（　　）

    A.经色淡红，质清稀　　　　　B.经色暗，质黏稠　　　　　C.神疲肢倦，气短懒言

    D.小腹空坠　　　　　　　　　E.头晕耳鸣

【正确答案】ACD

【易错答案】漏选或多选。

【答案分析】气虚证月经过多的临床特点是经行量多，色淡红，质清稀，神疲肢倦，气短懒

言，小腹空坠，面色㿠白，舌淡，苔薄，脉细弱。经色暗，质黏稠是血热证的临床表现，而头晕耳鸣则是肾虚证的典型临床表现。

3.月经过多与月经先期共有的证型为（　　　）

A.气虚　　　　　　　　B.血热　　　　　　　　C.血瘀

D.肝郁　　　　　　　　E.气滞

【正确答案】AB

【易错答案】CDE

【答案分析】月经先期的证型为气虚、血热。月经过多的证型为气虚、血热和血瘀。故两者的共有证型为气虚、血热。

（三）问答题

简要回答血热证月经过多的主要证候、治法及方药。

【正确答案】血热证月经过多的主要证候：经行量多，色鲜红或深红，质黏稠，或有小血块；伴口渴心烦，尿黄便结，舌红，脉滑数。

治法：清热凉血，固冲止血。

方药：保阴煎加地榆、茜草、马齿苋。

【易错答案】常见的错误是对于血热证月经过多的症状描述不全面，其次是将保阴煎与固阴煎相混淆。

【答案分析】血热证月经过多的症状描述要包括经量、经色、经质的描述，伴随症状也是重点，口渴心烦、二便都要分析，方药要在保阴煎的基础上加地榆、茜草、马齿苋。

月经过少

◎ 重点 ◎

1.月经过少的定义及病因病机

2.月经过少可发展为闭经

◎ 难点 ◎

1.月经过少的辨证论治

2.月经过少应分平时与经期不同阶段论治

常见试题

（一）单项选择题

1.治疗肾虚证月经过少的最佳方剂是（　　　）

A.归肾丸　　　　　　　B.六味地黄丸　　　　　　C.知柏地黄丸

D. 左归饮　　　　　　　　　　　E. 右归饮

【正确答案】A

【易错答案】B、C

【答案分析】六味地黄丸、知柏地黄丸主要擅长补肾阴，而题干针对肾虚证月经过少，归肾丸补肾益精，养血调经，全方补肾兼顾肝脾，是首选方。

2. 滋血汤主要用于治疗（　　　）

A. 血虚证月经后期　　　　B. 血虚证月经过少　　　　C. 血虚证闭经

D. 血虚证痛经　　　　　　E. 以上都不是

【正确答案】B

【易错答案】A、C、D

【答案分析】滋血汤养血益气调经，主要用于治疗血虚证月经过少；血虚证月经后期首选大补元煎以补血填精，益气调经；血虚证之闭经首选人参养荣汤以益气养血调经；血虚证之痛经首选圣愈汤以益气养血，调经止痛。

3. 治疗血瘀证月经过少的首选方是（　　　）

A. 失笑散　　　　　　　　B. 逐瘀止血汤　　　　　　C. 桃红四物汤

D. 膈下逐瘀汤　　　　　　E. 少腹逐瘀汤

【正确答案】C

【易错答案】A、B、D、E

【答案分析】桃红四物汤功效活血化瘀，养血调经，主要用于治疗血瘀证月经过少。A项失笑散主要用于治疗血瘀证之月经过多；B项主要用于治疗血瘀证之经间期出血；D项膈下逐瘀汤主要用于治疗气滞血瘀证痛经；E项少腹逐瘀汤主要用于治疗寒凝血瘀证痛经。

4. 一妇人月经量少，色淡质稀，伴小腹隐痛，头晕眼花，心悸怔忡，面色萎黄；舌淡红，脉细。最佳选方是（　　　）

A. 滋血汤　　　　　　　　B. 保阴煎　　　　　　　　C. 两地汤

D. 六味地黄丸　　　　　　E. 归脾汤

【正确答案】A

【易错答案】B、C

【答案分析】辨证为血虚证月经过少，当首选滋血汤以养血益气调经；保阴煎功效清热凉血、固冲止血，主要用于治疗血热证月经过多；两地汤功效养阴清热调经，主要用于治疗阴虚血热证月经先期。

5. 滋血汤的组方是由圣愈汤加（　　　）

A. 山药、茯苓　　　　　　B. 山药、肉苁蓉　　　　　C. 黄芩、白术

D. 杜仲、枸杞　　　　　　E. 茯苓、香附

【正确答案】A

【易错答案】B、E

【答案分析】四物汤的组成为熟地黄、当归、白芍、川芎，圣愈汤的组成为四物汤加人参、黄芪，滋血汤的组成为圣愈汤加山药、茯苓。均是补益气血的良方。

6.月经过少包含的改变为（　　　　）

A.周期经量　　　　　B.经期经量　　　　　C.周期经期

D.周期经期经量　　　E.期量色质的严重紊乱

【正确答案】B

【易错答案】A、E

【答案分析】月经过少是指月经周期正常，月经量明显减少，或行经时间不足2天，甚或点滴即净者，包含经量及经期的改变，周期是正常的。月经期量色质的严重紊乱是指崩漏。

7.月经后期伴月经量少常可发展为（　　　　）

A.崩漏　　　　　B.月经过多　　　　　C.经期延长

D.经间期出血　　E.闭经

【正确答案】E

【易错答案】A、C

【答案分析】月经量少有时与周期异常并见，如先期伴量少，后期伴量少，后者往往为闭经的前驱症状。

（二）多项选择题

1.月经过少的常见病因病机有（　　　　）

A.血虚　　　　B.肾虚　　　　C.气虚

D.痰湿　　　　E.血瘀

【正确答案】ABDE

【易错答案】漏选或错选。

【答案分析】月经过少临床常见的病因病机有肾虚、血瘀、血虚、痰湿，不包括气虚证。

2.血虚证月经过少的主要证候是（　　　　）

A.经来血量渐少，或者点滴即净

B.月经色淡，质稀

C.腰膝酸软，耳鸣，足跟痛

D.小腹隐痛，头晕眼花，面色萎黄

E.色淡红，脉细

【正确答案】ABDE

【易错答案】错选。

【答案分析】血虚证月经过少有其特有的妇科证候特点、全身症状和舌脉。ABDE反映其各方面的主要证候。选项C是肾虚证月经过少的常见症状。

3.肾虚血瘀证月经过少的主要证候是（ ）

A.经水量少，色暗淡，有血块

B.腰膝酸软，头晕耳鸣

C.小腹疼痛拒按，血块排出后痛减

D.心悸怔忡，气短懒言

E.舌紫暗淡，脉沉迟

【正确答案】ABCE

【易错答案】漏选或错选。

【答案分析】肾虚证月经过少有其特有的妇科证候特点、全身症状和舌脉。ABCE反映其各方面的主要证候。选项D是心气虚的临床表现。

4.下列可以引起月经过少的疾病有（ ）

A.性腺发育低下　　　　　B.子宫发育不良　　　　　C.子宫内膜炎

D.子宫内膜结核　　　　　E.宫腔部分粘连

【正确答案】ABCDE

【易错答案】漏选。

【答案分析】月经过少的发病原因有子宫发育不良、子宫内膜结核、子宫内膜炎等子宫因素；卵巢功能早衰或单纯性性腺发育不全等卵巢因素；人工流产术刮宫过深或宫腔电灼术等，损伤了子宫内膜的基底层或导致宫腔粘连等。

（三）问答题

简述月经过少的常见分型、治法及代表方剂。

【正确答案】（1）肾虚证——治法：补肾益精，养血调经；代表方：归肾丸。

（2）血虚证——治法：养血益气调经；代表方：滋血汤。

（3）血瘀证——治法：活血化瘀调经；代表方：桃红四物汤。

（4）痰湿证——治法：化痰燥湿调经；代表方：苍附导痰丸。

【易错答案】要点回答不全面。

【答案分析】月经过少可以分为肾虚证、血虚证、血瘀证、痰湿证四个证型，各个证型的临床表现、治法及代表方是本节的基本知识点，也是难点。需要区分清楚各个证型，并一一对应掌握。

经期延长

◎ **重点** ◎

1.经期延长的定义

2.经期延长的病因病机

◎ **难点** ◎

经期延长的辨证论治

常见试题

（一）单项选择题

1. 治疗阴虚血热证经期延长的最佳选方是（　　）

A. 加减一阴煎　　　　　　　B. 清经散合失笑散　　　　　　C. 清热固经汤

D. 清热调血汤　　　　　　　E. 两地汤合二至丸

【正确答案】E

【易错答案】A、D

【答案分析】选项A加减一阴煎主要用于治疗阴虚血燥证闭经；选项D清热调血汤清热除湿，化瘀止痛，主要用于治疗湿热瘀阻证痛经；选项E两地汤合二至丸养阴清热，凉血调经，用于治疗虚热证经期延长，故选之。

2. 血瘀证经期延长的最佳选方是（　　）

A. 身痛逐瘀汤　　　　　　　B. 少腹逐瘀汤　　　　　　　　C. 膈下逐瘀汤

D. 桃红四物汤合失笑散　　　E. 血府逐瘀汤

【正确答案】D

【易错答案】B、C、E

【答案分析】少腹逐瘀汤温经散寒，化瘀止痛，主要用于治疗寒凝血瘀证痛经，膈下逐瘀汤理气行滞，化瘀止痛，主要用于治疗气滞血瘀证痛经；血府逐瘀汤理气活血，祛瘀通经，主要用于治疗气滞血瘀证闭经，而桃红四物汤合失笑散擅长活血祛瘀止血，主要用于治疗血瘀证经期延长，故选D。

3. 固经丸的药物组成不包括（　　）

A. 龟甲、白芍　　　　　　　B. 黄芩、椿根皮　　　　　　　C. 黄芩、黄柏

D. 丹皮、赤芍　　　　　　　E. 香附、黄柏

【正确答案】D

【易错答案】A

【答案分析】固经丸的药物组成包括：黄芩、黄柏、椿根皮、龟甲、白芍、香附，其中龟甲滋阴清热化瘀，可防苦寒伤阴化燥；白芍养阴止血，是固经丸的重要组成部分。

4. 患者行经时间延长，量少，色鲜红，质稠；咽干口燥，或见潮热颧红，或手足心热；舌红，苔少，脉细数，其治法应为（　　）

A. 清肝止血调经　　　　　　B. 养阴清热，凉血调经　　　　C. 清热泻火，化瘀止血

D. 清热化瘀，凉血止血　　　E. 清热凉血止血

【正确答案】B

【易错答案】E

【答案分析】根据题干表述，可辨证为阴虚血热证经期延长，治法宜养阴清热，凉血调经。

选项 E 主要针对的是血热证。

5. 经期延长的诊断依据是（　　）

A. 月经周期、经期紊乱

B. 行经时间超过七天以上，甚至淋漓半月始净，月经周期基本正常

C. 伴有不同程度贫血

D. 经血淋漓不断，延至数十日或数月不等，伴有周期紊乱

E. 经血淋漓不断

【正确答案】B

【易错答案】D

【答案分析】月经周期基本正常，行经时间超过 7 天以上，甚或淋漓半月方净者，可诊断为经期延长，选项 B 为正确答案。选项 D 是崩漏的临床表现，崩漏不仅仅包括经期的改变，月经周期也会紊乱，容易与淋漓半月方净的经期延长混淆。

6. 蔡某，行经时间延长，量或多或少，色暗红，有血块，质稠；经行小腹疼痛，拒按，咽干口燥，潮热颧红，舌质紫黯有瘀点，苔少，脉涩。应诊断为（　　）

A. 实热兼血瘀证经期延长　　B. 血寒兼气虚证经期延长　　C. 肾虚兼血瘀证经期延长

D. 血瘀兼虚热证经期延长　　E. 以上都不是

【正确答案】D

【易错答案】A

【答案分析】根据题干，不难辨证为血瘀兼虚热型经期延长，故当选 D。经色暗红，咽干口燥，潮热颧红是典型虚热证的表现，而非实热证，应该注意鉴别。

7. 经期延长的行经时间为（　　）

A. 3~7 天　　　　　　B. 3~14 天　　　　　　C. 8~14 天

D. 8~20 天　　　　　　E. 6~20 天

【正确答案】C

【易错答案】A

【答案分析】经期延长为月经周期基本正常，行经时间超过 7 天以上，甚至淋漓半月方净者，时间为 8~14 天，以资鉴别。

8. "须知淋漓之延久，即是崩漏之先机"出自（　　）

A.《女科证治约旨》　　　　B.《校注妇人良方》　　　　C.《叶天士女科证治》

D.《沈氏女科辑要笺正》　　E.《诸病源候论》

【正确答案】D

【易错答案】A

【答案分析】《沈氏女科辑要笺正.淋漓不断》提出经期延长的转归"须知淋漓之延久，即是崩漏之先机。"

（二）多项选择题

1. 经期延长的常见病因病机是（　　　）

A. 脾虚 　　　　　　　B. 气虚 　　　　　　　C. 虚热

D. 血瘀 　　　　　　　E. 血寒

【正确答案】BCD

【易错答案】漏选或错选。

【答案分析】经期延长的常见病因病机是气虚、虚热、血瘀，不包括脾虚证和血寒证，这是本节的重点。

2. 下列可以引起经期延长的疾病是（　　　）

A. 盆腔炎 　　　　　　B. 宫内节育器出血副反应 　　　C. 黄体萎缩不全

D. 原发性痛经 　　　　E. 子宫脱垂

【正确答案】ABC

【易错答案】漏选或错选。

【答案分析】黄体萎缩不全型功能失调性子宫出血，是因黄体未能及时全面萎缩，孕酮分泌量不足，但分泌时间延长，子宫内膜不规则剥脱且剥脱时间延长而引起经期延长。或月经来潮后雌激素水平偏低，使子宫内膜修复迟缓而致经期延长。盆腔炎引起经期延长的原因是由于盆腔充血及卵巢功能障碍，而且慢性炎症导致子宫纤维化、子宫复旧不良或粘连所致的子宫位置异常等，均可引起经期延长。宫内节育器因机械性压迫引起子宫内膜和血管内皮细胞损伤，释放大量前列腺素，纤溶亢进引起经期延长。

3. 虚热证经期延长的主要证候是（　　　）

A. 行经时间延长，周期正常 　　B. 经色鲜红，量少，质稠 　　C. 咽干口燥，潮热颧红

D. 手足心热 　　　　　　　　　E. 舌红，苔少，脉细数

【正确答案】ABCDE

【易错答案】漏选。

【答案分析】虚热证经期延长有其特有出血特点、全身症状和舌脉。选项A、B、C、D、E反映其各方面的主要证候特点。

4. 治疗气虚证经期延长的举元煎组方是（　　　）

A. 人参、炙甘草 　　　　B. 升麻 　　　　　　　C. 黄芪、白术

D. 黄芩、白术 　　　　　E. 升麻、当归

【正确答案】ABC

【易错答案】DE 或 ABD。

【答案分析】举元煎的组成为升麻、黄芪、白术、人参、炙甘草。是治疗气虚证月经过多及气虚证经期延长的代表方。

（三）问答题

1.简述经期延长的治法。

【正确答案】经期延长的治疗以调经止血，缩短经期为大法，重在缩短经期，以经期服药为主。气虚者重在益气摄血；阴虚血热者宜滋阴清热，安冲宁血；湿热蕴结者重在清热祛湿，止血调经；瘀血阻滞者以通为止。不可概投固涩之剂，以犯虚虚实实之戒。

【易错答案】要点回答不全面。

【答案分析】本题应注意将气虚证、血热证、湿热证、瘀血证的治法都要罗列出来，这是本题的重点。

2.试述阴虚血热证经期延长的主要证候、证候分析、治法及代表方剂。

【正确答案】主要证候：经行时间延长，量少，色鲜红，质稠；咽干口燥，或见潮热颧红，或手足心热，舌红，苔少，脉细数。

证候分析：阴虚内热，热扰冲任，冲任不固，经血失约，故经行时间延长；阴虚水亏故经量少，火旺故经色鲜红，质稠；虚火灼津，津液不能上承则咽干口燥；潮热颧红，手足心热，舌红苔少，脉细数均为阴虚内热之象。

治法：养阴清热，凉血调经。

方剂：两地汤合二至丸。

【易错答案】容易将阴虚血热证经期延长与湿热蕴结证经期延长相混淆；代表方剂容易发生错选或回答不全。

【答案分析】应对阴虚血热证经期延长的主要临床表现，主要是月经期、量、色、质进行描述，其次全身症状及典型舌脉都要有所涉及；证候分析要全面，不能有所遗漏；阴虚血热证经期延长的代表方是两地汤合二至丸以养阴清热止血。

经间期出血

◎ **重点** ◎

1.经间期出血的定义
2.经间期出血的病因病机

◎ **难点** ◎

1.经间期出血的辨证论治
2.经间期出血的诊断与鉴别诊断

常见试题

（一）单项选择题

1. 经间期出血应与（　　　）相鉴别

A. 月经先后无定期　　　　　　B. 月经先期、月经过少、赤带

C. 漏下　　　　　　　　　　　D. 胎漏、胎动不安

E. 经期延长、月经过少、赤带

【正确答案】B

【易错答案】A、C、D

【答案分析】选项B所列三种疾病：月经先期若月经提前恰在经间期，月经量少是量少点滴而下，赤带是带下夹血丝，故三者的特点易与经间期出血相混，需鉴别。月经先后无定期是以月经周期不定为特征；漏下是指月经周期、经期、经量都发生严重变化；胎漏、胎动不安是妊娠疾病，都可与经间期出血相区别。

2. 前人对经间期生理状况的描述是引用了（　　　）的论述

A. 陈自明　　　　　　　B. 王肯堂　　　　　　　　　　C. 巢元方

D. 朱丹溪　　　　　　　E. 袁了凡

【正确答案】E

【易错答案】B

【答案分析】明代·王肯堂在《证治准绳·女科·胎前门》中对经间期生理状况的描述为引用袁了凡的原文。

3. 两地汤的药物组成包括（　　　）

A. 熟地黄、地骨皮、山茱萸、玄参、麦冬、阿胶

B. 生地黄、熟地黄、玄参、麦冬、麦冬、阿胶

C. 熟地黄、地骨皮、玄参、麦冬、阿胶、白芍

D. 地骨皮、生地黄、玄参、麦冬、阿胶、白芍

E. 生地黄、地骨皮、山萸肉、阿胶、麦冬、玄参

【正确答案】D

【易错答案】C

【答案分析】两地汤组成包括地骨皮、生地黄、玄参、麦冬、阿胶、白芍，功效养阴清热调经，正确答案应选择D，但若审题不仔细，容易错选C。

4. 经间期出血出现的时间在基础体温表上如何识别体现（　　　）

A. 高温相过早下跌　　　　　　B. 低温相过长　　　　　　　　C. 高温相呈爬坡状

D. 低、高温相交替　　　　　　E. 单相体温

【正确答案】D

【易错答案】E

【答案分析】经间期出血时基础体温表上往往出现的是低高温相交替出现。单相体温是无排卵的表现，应注意鉴别。

5. 经间期出血主要针对（　　　）进行辨证

A. 出血的时间 　　　　　　　　　　B. 出血的量

C. 出血时的伴随症状 　　　　　　　D. 出血的量、色、质及全身症状、舌脉

E. 非出血时的全身症状

【正确答案】D

【易错答案】A

【答案分析】经间期出血有其出血的特殊时间，所以容易错选 A，但经间期出血应对出血的量、色、质及全身症状、舌脉等进行全面的辨证，所以应选 D。

6. 逐瘀止血汤的药物组成不包括（　　　）

A. 生地黄、龟甲 　　　　　　B. 丹皮、赤芍 　　　　　　C. 归尾、枳壳

D. 桃仁、大黄 　　　　　　　E. 五灵脂、蒲黄

【正确答案】E

【易错答案】A

【答案分析】逐瘀止血汤的药物组成：生地黄、大黄、赤芍、丹皮、归尾、枳壳、桃仁、龟甲。其中生地黄养血活血，龟甲养阴化瘀止血，是该方的重要组成部分。

7. 患者多次发生经间期出血，此次阴道出血量多，色深红，质黏稠，无血块，平素带下量多色黄，时现异味，小腹隐痛，神疲乏力，胸闷烦躁，纳呆腹胀，小便短赤，舌红苔黄腻，脉滑数辨属（　　　）

A. 脾虚证 　　　　　　　　　B. 血瘀证 　　　　　　　　C. 肝郁证

D. 血热证 　　　　　　　　　E. 湿热证

【正确答案】E

【易错答案】D

【答案分析】出血量多，色深红，质黏稠，胸闷烦躁，小便短赤等热像的描述容易错选成血热证，但根据题干，不难辨证为湿热证，故应当选择 E。

（二）多项选择题

1. 肾阴虚证经间期出血的主要病因包括（　　　）

A. 房劳多产伤肾 　　　　　　B. 过食辛辣 　　　　　　　C. 产后大出血

D. 禀赋不足，天癸未充 　　　E. 思虑过度，欲火偏旺

【正确答案】ADE

【易错答案】多选或错选。

【答案分析】先天禀赋不足，天癸未充，或房劳多产伤肾，或思虑过度，欲火偏旺，以致肾阴偏虚，虚火耗精，精亏血损，于氤氲之时，阳气内动，虚火与阳气相搏，损伤阴络，冲任不固，因而阴道出血。故正确答案当选 A、D、E 三项。

2. 经间期出血湿热证患者的病变过程中常涉及下列何脏腑（　　　）

A. 心　　　　　　　　　　B. 肝　　　　　　　　　　C. 胃

D. 脾　　　　　　　　　　E. 膀胱

【正确答案】ABCD

【易错答案】错选或漏选。

【答案分析】经间期出血发生过程中常由于情怀不畅，心肝气郁，克伐脾胃，聚湿生热，下趋任带二脉，蕴而生热，复加经间期阳气内动，引动内蕴湿热，热扰冲任、子宫，以至出血，故与此四者有关。

3. 经间期出血的常见转归包括（　　　）

A. 不孕症　　　　　　　　B. 痛经　　　　　　　　　C. 崩漏

D. 月经量少　　　　　　　E. 闭经

【正确答案】AC

【易错答案】错选或多选。

【答案分析】经间期出血若治疗不及时，可引起月经周期紊乱，月经淋漓不尽，甚或崩漏、不孕症，一般不会发展为闭经。

4. 经间期出血的发病机制是（　　　）

A. 阴阳转化不协调　　　　B. 阴损及阳　　　　　　　C. 血海固藏失职

D. 肝肾功能失调　　　　　E. 冲任功能紊乱

【正确答案】ABC

【易错答案】DE 或 CDE。

【答案分析】经间期出血的病机为阴阳转化不协调，阴络易伤，损及冲任，血海固藏失职，血溢于外。月经先后无定期的发病机制主要是肝肾功能失调，冲任功能紊乱，血海蓄溢失常。

（三）问答题

简述经间期出血治疗的重要时期及要点。

【正确答案】经间期出血的治疗重在经后期以滋肾养血为主，兼热者清之，兼湿者除之，兼瘀者化之。但必须认识到本病的病理生理特点，以及阴阳互根的关系，补阴不忘阳，选择适当的补阳药物。出血时在辨证论治前提下，适当加些固冲止血的药物，使阴阳平和、气血调和。

【易错答案】回答不全面，遗漏知识点。

【答案分析】经间期出血的治疗应包括月经后期的滋肾养血，以及出血时在辨证论治前提下的固冲止血，但做到补阴不忘阳，选择适当的补阳药物，从而达到阴阳平和，气血调和。

崩漏

◎ **重点** ◎

1. 崩漏的定义

2. 崩漏的病因病机及其转归

3. 崩漏出血期与血止后的治疗原则

◎ **难点** ◎

1. 崩漏的诊断与鉴别诊断

2. 崩漏的急症处理和辨证论治以及治崩三法的灵活运用

常见试题

（一）单项选择题

1. "崩漏不止，经乱之甚者也"，出自（　　　）

A.《景岳全书·妇人规》　　　　B.《妇人心法附余》　　　　C.《妇人大全良方》

D.《诸病源候论·崩中漏下候》　E.《兰室秘藏》

【正确答案】A

【易错答案】E

【答案分析】张景岳在《景岳全书·妇人规》中首先把崩漏归入经脉类，并明确指出："崩漏不止，经乱之甚者也。"元代李东垣在《兰室秘藏》中提出"肾水阴虚，不能镇守胞络相火，故血走而崩。"故正确答案当选A。

2. 崩漏的主要病机是（　　　）

A. 肾虚封藏失职　　　　B. 脾虚气不统血　　　　C. 血热迫血妄行

D. 冲任损伤，不能制约经血　　E. 血瘀瘀阻冲任

【正确答案】D

【易错答案】A、B、C、E

【答案分析】选项A、B、C、E都只是单单指出崩漏的某一病因。正确答案应该选D，"冲任损伤，不能制约经血"概括了崩漏的主要病机。

3. 崩漏脾虚证的最佳选方是（　　　）

A. 补中益气汤　　　　B. 归脾汤　　　　C. 举元煎合安冲汤

D. 固阴煎　　　　E. 固经丸

【正确答案】C

【易错答案】A

【答案分析】根据题干，脾虚证崩漏，当首选举元煎以大补元气，升阳固本，使气壮固本以摄血。补中益气汤以补脾气见长，但补血和血之功不及举元煎。

4. 排卵障碍性异常子宫出血最常见的症状是（　　　）

A. 停经数月而后骤然暴下　　　B. 不规则子宫出血　　　C. 经期长短不一

D. 贫血　　　E. 阴道大量出血

【正确答案】B

【易错答案】A、C、D、E

【答案分析】选项B的不规则子宫出血，较突出的总结了排卵障碍性异常子宫出血的临床表现，故正确答案当选B，若审题不仔细，容易犯以偏概全的错误。

5. "崩"首见于（　　　）

A.《素问·阴阳别论》　　　B.《素问·上古天真论》　　　C.《素问·腹中论》

D.《素问·奇病论》　　　E.《医宗金鉴·妇科心法要诀》

【正确答案】A

【易错答案】E

【答案分析】《素问·阴阳别论》中最早指出："阴阳相搏谓之崩"，泛指一切下血势急之妇科血崩证。选项E《医宗金鉴·妇科心法要诀》中概括指出"淋漓不断名为漏，忽然大下谓之崩，但并不是"崩"的最早出处。正确答案当选A。

6. 排卵障碍性异常子宫出血属于中医（　　　）的范畴

A. 月经先期　　　B. 崩漏　　　C. 经间期出血

D. 月经先后无定期　　　E. 月经过多

【正确答案】B

【易错答案】A、C、D、E

【答案分析】排卵障碍性异常子宫出血的临床表现符合中医崩漏的临床特点和病名概念。而中医的月经过多、月经先期、经期延长、经间期出血均有排卵，容易混淆。

7. 实热证崩漏的治则是（　　　）

A. 养阴清热，止血调经　　　B. 清热泻火，止血调经　　　C. 清热养阴，止血调经

D. 清热化瘀，止血调经　　　E. 清热凉血，止血调经

【正确答案】E

【易错答案】C

【答案分析】辨证为实热证崩漏，治宜清热凉血，止血调经，故正确答案当选E。而选项C是主要针对虚热证崩漏而设。

8. 肾阴虚证崩漏的首选方是（　　　）

A. 左归丸　　　B. 左归丸合二至丸　　　C. 右归饮

D. 左归饮　　　E. 六味地黄丸

【正确答案】B

【易错答案】A

【答案分析】选项A原方主治真阴肾水不足，容易错选。左归丸合二至丸可壮水填精，补益冲任督脉，使肾阴足，奇经固而血止，故正确答案应选B。

9. 清热固经汤用于治疗（　　）

A. 实热证崩漏　　　　　　B. 虚热证崩漏　　　　　　C. 血热证崩漏

D. 血热证月经过多　　　　E. 血热证经期延长

【正确答案】A

【易错答案】D、E

【答案分析】治疗血热证月经过多当首选保阴煎；治疗虚热证经期延长当首选两地汤和二至丸，治疗湿热证经期延长则当首选固经丸；清热固经汤功效清热凉血，固冲止血，适用于实热证崩漏。正确答案当选A。

10. 清热固经汤的药物组成不包括（　　）

A. 黄芩、山栀子　　　　　B. 生地黄黄、地骨皮　　　C. 丹皮、赤芍

D. 地榆、阿胶　　　　　　E. 龟甲、牡蛎

【正确答案】C

【易错答案】E

【答案分析】清热固经汤主要适用于实热证崩漏，主要药物组成包括：黄芩、栀子、生地黄、地骨皮、地榆、生藕节、阿胶、棕榈炭、龟甲、牡蛎、生甘草。龟甲、牡蛎育阴潜阳，且龟甲能补任脉之虚，化瘀生新，加强该方清热凉血，固冲止血之功。

11. 崩漏的临床特点是（　　）

A. 行经期延长，甚或淋漓半月方净

B. 月经周期基本正常，经量较正常明显增多

C. 月经周期时或提前时或延长7天以上

D. 月经的周期、经期、经量的严重失调

E. 带下有血丝淋漓不止

【正确答案】D

【易错答案】A

【答案分析】经期延长会有行经期延长，甚或淋漓半月方净的特点，与漏下的症状有相似之处，故容易混淆而错选A，但崩漏的临床特点是月经的周期、经期、经量的严重失调，正确答案当选D。

12. 崩漏的治疗，应本着（　　）的原则

A. 塞流、澄源、复旧　　　B. 急则治其标，缓则治其本　　C. 辨证论治

D. 补气摄血　　　　　　　E. 补肾、扶脾、疏肝

【正确答案】B

【易错答案】A

【答案分析】崩漏为血证、急症，病本在肾，病势急时出血如"山之崩"，危及生命。留得一分血，便是留得一分气，故崩漏的治疗，应本着"急则治其标，缓则治其本"的原则。选项A是治疗崩漏的三大方法。

13.崩漏的主证是血证，故临证时首辨（　　　）

A.虚实　　　　　　　　B.出血期还是止血后　　　　C.寒热虚实

D.出血的新久　　　　　E.出血的多少

【正确答案】B

【易错答案】E

【答案分析】崩漏的主证是血证，是指经血非时暴下不止或淋漓不尽，出血量有多有少，但亦有止血之后或崩闭交替的月经停闭之时，故临证时首辨"出血期还是止血后"，以确立治法方药，灵活的运用治崩三法。

14.异常子宫出血可发生于（　　　）

A.月经初潮后的青春期

B.生育期妇女

C.月经初潮至绝经间的任何年龄

D.更年期妇女

E.青春期和更年期

【正确答案】C

【易错答案】A、B、D、E

【答案分析】异常子宫出血有无排卵性和有排卵性，可发生于月经初潮后至绝经间的任何年龄。

15.对于青春期、生育期崩漏患者的复旧目标是（　　　）

A.调整肾—天癸—冲任—胞宫生殖轴功能　　　　　　B.调整月经周期

C.止血调经　　　　　　D.养血调经　　　　　　E.补肾调经

【正确答案】A

【易错答案】B

【答案分析】崩漏的根本原因在于肾—天癸—冲任—胞宫生殖轴的严重紊乱，所以对青春期、生育期崩漏患者，止血后的复旧目标是调整肾—天癸—冲任—胞宫生殖轴的功能，使其恢复或达到调整月经周期和正常排卵。

16.患者经乱无期，阴道出血累月不尽，经色鲜红，质稍稠；头晕耳鸣，腰膝酸软，五心烦热，夜寐不宁；舌红少苔，脉细数。应诊断为（　　　）

A.血热证崩漏　　　　　B.肾阴虚证崩漏　　　　　C.虚热证崩漏

D.实热证崩漏　　　　　E.肾阳虚证崩漏

【正确答案】B

【易错答案】C

【答案分析】头晕耳鸣，五心烦热，夜寐不宁；舌红少苔，脉细数等皆是阴虚之象，所以容易误选 C 选项，但题干的"腰膝酸软"提示应辨证为肾阴虚证崩漏，故正确答案当选 B。

17.患者经血非时而下，出血量时多时少，时出时止已月余，经色紫暗，有血块，小腹疼痛；舌质紫暗，边有瘀点，苔白，脉弦涩。最佳选方是（　　　）

A.四草汤　　　　　　　　　B.桃红四物汤　　　　　　　C.失笑散

D.少腹逐瘀汤　　　　　　　E.血府逐瘀汤

【正确答案】A

【易错答案】B

【答案分析】根据题干，可辨证为血瘀证崩漏。桃红四物汤活血化瘀，适用于血瘀证，容易误选，四草汤化瘀止血之功更著，故当首选 A。

18.治崩三法最早是由（　　　）在哪本著作中提出的

A.方约之《丹溪心法附余》　　B.李东垣《兰室秘藏》　　C.傅山《傅青主女科》

D.陈自明《妇人大全良方》　　E.万全《广嗣纪要》

【正确答案】A

【易错答案】E

【答案分析】明代方约之《丹溪心法附余》中提出治崩三法："初用止血以塞其流，中用清热凉血以澄其源，末用补血以还其旧。"万全在《广嗣纪要》中提出了"五不女"。

（二）多项选择题

1.治崩三法包括（　　　）

A.塞流　　　　　　　　　　B.澄源　　　　　　　　　　C.止血

D.复旧　　　　　　　　　　E.求因

【正确答案】ABD

【易错答案】错选。

【答案分析】治崩三法是塞流、澄源、复旧，虽各不相同，又不能截然分开，临证中必须灵活运用。这是本节的重点，需重点记忆。

2. 血瘀证崩漏的主要证候是（　　　）

A.出血量时多时少，时出时止　　B.经色紫暗有血块　　　　C.小腹疼痛或胀痛

D.舌质紫暗或尖边有瘀点　　　　E.脉弦或涩

【正确答案】ABCDE

【易错答案】漏选。

【答案分析】血瘀证崩漏有其特有的出血特点、全身症状和舌脉。A、B、C、D、E 分别反映了血瘀证崩漏各方面的主要证候。

3.暴崩之际，急当"塞流"止崩，以防厥脱，可选择下列哪些方法（　　　）

A. 补气摄血止崩　　　　　B. 温阳止崩　　　　　C. 滋阴固气止崩

D. 祛瘀止崩　　　　　E. 针灸止崩

【正确答案】ABCDE

【易错答案】漏选。

【答案分析】暴崩之因，有阴阳虚实之异，暴崩之际，病机转化，上述诸法均为塞流常用。这是本节的重点知识点。

4. 肾虚崩漏的常见证型是（　　　）

A. 肾气虚　　　　　B. 肾阳虚　　　　　C. 肾阴虚

D. 肾阴阳俱虚　　　　　E. 肾虚血瘀

【正确答案】BC

【易错答案】错选或多选。

【答案分析】肾虚致崩漏常见证型有肾阳虚和肾阴虚。但病程长，病机转化也可以见到 D、E 项。

5. 崩漏止血后的中医复旧治疗，常用的方法有（　　　）

A. 辨证求因　　　　　B. 调整周期疗法　　　　　C. 循因论治

D. 健脾止血　　　　　E. 补肾养肝

【正确答案】ABCDE

【易错答案】漏选。

【答案分析】崩漏止血后的复旧方法，要根据不同年龄及病情选择，上述诸法都常用。

6. 崩漏的常见病机是（　　　）

A. 脾虚　　　　　B. 肾虚　　　　　C. 血热

D. 血瘀　　　　　E. 肝郁

【正确答案】ABCD

【易错答案】DE

【答案分析】崩漏是指经血非时暴下不止或淋漓不尽，是肾—天癸—冲任—胞宫生殖轴的严重紊乱，常见的病机有脾虚、肾虚、血热、血瘀。

（三）问答题

1. 月经过多、经期延长与崩漏有何异同？

【正确答案】相同点：三者均属月经病，是出血性疾病，病机均不离虚、热、瘀，均需止血。

不同点：月经过多是指月经量较正常明显增多，而周期基本正常者。治法针对病因病机，使经量恢复正常。经期延长是指月经周期基本正常，行经时间超过7天以上，甚或淋漓半月方净者。治疗主要针对病因病机，使经期缩短在正常范围。崩漏是指经血非时暴下不止或淋漓不尽，是月经周期、经期、经量的严重失调。治疗较复杂，既要掌握"急则治其标，缓则治其本"的原则，又要灵活地掌握塞流、澄源、复旧的治崩三法。临证中首辨出血期还是止血后的不同进行辨证论治。止血后还要根据不同年龄阶段的治疗目的采取不同的复旧治法，如青春期、生育期要调整月经周期，促排卵，以防复发。

【易错答案】最常见的错误就是没有对三种疾病的临床特点进行分析。

【答案分析】这是本节的难点，需要就月经过多、经期延长、崩漏三种疾病的临床症状、病因病机、治法等方面进行展开论述，熟悉掌握各个疾病的典型表现，比如月经过多突出经量的改变，经期延长突出经期的改变，崩漏则强调月经周期、经期、经量的严重失调，需要注意鉴别。

2. 崩漏之际，如何应急处理？

【正确答案】暴崩之际，急当止血防脱，常用治法和方药有：

（1）补气摄血，固摄冲任以止崩：西洋参 10g 或独参汤水煎服。

（2）温阳止崩：病情危象需中西医结合急救。

（3）滋阴固气止崩：生脉或参麦注射液。

（4）祛瘀止崩：三七末、云南白药或宫血宁胶囊。

（5）针灸止血：艾灸百会，针刺大敦、隐白、断红穴。

（6）西药或手术止血：输液、输血或激素止血等。对于反复发生崩漏患者，需诊刮止血以排除恶变。

【易错答案】经常出错的知识点是治法回答不全面。

【答案分析】崩漏之际，急当止血防脱，不仅可以采用中医治疗方法所对应的的方药及穴位进行止血，通常还需要借助西医的治疗方法，比如输液、输血等治疗。但对于反复发生崩漏尤其是更年期崩漏，需诊刮止血以排除恶变，或择期手术。

3. 简述治崩"三法"的含义。

【正确答案】塞流，即是止血，用于暴崩之际，急当止血防脱。

澄源，即正本清源，亦是求因治本，一般用于出血缓解后的辨证论治。切忌不问原因，概投寒凉或温补之剂，一味固涩，致犯"虚虚实实"之戒。

复旧，即固本善后，用于止血后调理回复，复旧并非全在补血，而应及时调补肝肾、补益心脾，以资血之源，安血之室，调周固本。

【易错答案】常见的错误是对治崩"三法"的具体应用及注意事项论述不全面。

【答案分析】治崩"三法"主要包括塞流、澄源、复旧，分别具有不同的作用：塞流主要指止血，用于暴崩之时；澄源即求因治本，用于出血缓解后的辨证论治；复旧即固本善后，用于止血后的恢复健康，分别针对不同的时期，这是本节的难点，需要重点记忆。

闭经

◎ **重点** ◎

1. 闭经的定义及病因病机

2.闭经的治疗原则

◎ 难点 ◎

1.闭经的诊断及鉴别诊断

2.闭经的辨证论治

常见试题

（一）单项选择题

1.产生月经的主要环节是（ ）

A.心、肝、肾、脾　　　　　B.冲任、督带、胞宫　　　　C.脏腑、天癸、冲任、胞宫

D.肝、脾、肾、胞宫　　　　E.气血、冲任、胞宫

【正确答案】C

【易错答案】E

【答案分析】月经的产生是脏腑、天癸、气血、冲任协调作用于胞宫的生理现象，故脏腑、天癸、冲任、胞宫也是月经产生的主要环节，其中任何一个环节发生功能失调都可导致血海不能按时满溢，所以正确答案当选C，选项E不够全面。

2.下列哪项与闭经的预后与转归无关（ ）

A.病因　　　　　　　　　　B.病位　　　　　　　　　　C.病性

D.环境　　　　　　　　　　E.年龄

【正确答案】E

【易错答案】D

【答案分析】闭经的预后与转归取决于病因、病位、病性、体质、环境、精神状态、饮食等诸多环节，而不是年龄，所以答案当选E。

3.在治疗闭经前须首先明确（ ）

A.闭经原因　　　　　　　　B.诱因　　　　　　　　　　C.虚实

D.年龄　　　　　　　　　　E.有无妊娠

【正确答案】A

【易错答案】E

【答案分析】有无妊娠是为确诊闭经，一旦确诊为闭经，就应首先明确导致闭经的原因，以便对症用药，故正确答案选A，而非选项E。

4.闭经的治疗原则是（ ）

A.急则治其标，缓则治其本　　　B.活血化瘀，理气通经　　　C.滋阴益肾，活血通经

D.益气养血，补肾通经　　　　　E.虚者补而通之，实者泻而通之

【正确答案】E

【易错答案】A

【答案分析】"急则治其标，缓则治其本"是治疗崩漏的治疗原则，而闭经病因有虚实之别，不同之病因，发病机制也随之不同，不可不分虚实概以活血理气通之，应"虚者补而通之，实者泻而通之"，故正确答案当选 E。

5.妊娠期、哺乳期、绝经前后的月经停闭不行均属于（　　　）

A.原发性闭经　　　　　　B.继发性闭经　　　　　　C.生理性闭经

D.病理性闭经　　　　　　E.暗经

【正确答案】C

【易错答案】E

【答案分析】妊娠期、哺乳期、绝经前后的月经停闭不行均属于正常生理现象。故属生理性闭经。暗经是指妊娠一月不知其已受孕而殒堕者。

6.精血亏弱证闭经的临床证候是（　　　）

A.月经停闭，神疲乏力，胸闷纳呆

B.月经停闭，头晕腰酸，心悸

C.月经停闭，阴道干涩，头晕眼花

D.月经停闭，少腹胀痛，心悸耳鸣

E.月经停闭，口干欲饮，潮热盗汗

【正确答案】C

【易错答案】A

【答案分析】精血亏弱证闭经的临床证候是月经停闭，阴道干涩，头晕眼花。神疲乏力，纳呆是脾气虚的临床表现，容易错选。

7.治疗肾气虚证闭经的首选方是（　　　）

A.大补元煎　　　　　　B.肾气丸　　　　　　C.归肾丸

D.右归饮　　　　　　E.人参滋血汤

【正确答案】A

【易错答案】C

【答案分析】若兼见面色萎黄，带下量少，头晕目眩，或阴道干涩，毛发脱落，或手足心热，舌红，脉细数无力或细涩，是肝肾不足之象，方选归肾丸。而肾气虚证闭经当首选大补元煎以补肾益气、养血调经，使冲任得养，血海渐盈则经行复常，故正确答案选 A。

8.下列哪一项可诊断为闭经（　　　）

A.月经初潮半年，月经停闭 6 个月

B.产后哺乳 10 月，未转经

C.断奶 5 月已转经 3 次，现月经停闭 7 月

D.月经一年一行，无不适

E. 平素月经后期，现 4 月未行，脉滑利，小腹隆起

【正确答案】C

【易错答案】A

【答案分析】少女月经初潮后，因正常性周期尚未完全建立，可有一段时间月经停闭，属正常现象。根据题干，断奶后已转经 3 次，提示已恢复正常月经周期，现月经停闭 7 月，故可诊断为闭经。

9. 治疗肾阴虚证闭经，首选（　　　）

A. 归肾丸 　　　　　　　B. 加减苁蓉菟丝子丸 　　　　C. 大补元煎

D. 左归丸 　　　　　　　E. 济生肾气丸

【正确答案】D

【易错答案】C

【答案分析】大补元煎补肾益气，调理冲任，主要用于治疗肾气虚证闭经，而肾阴虚证闭经，当首选左归丸以滋肾益阴、养血调经，故正确答案应首选 D。

10. 李某，未婚，月经 9 月未行，心悸气短，失眠多梦，头晕眼花，面色萎黄，神疲肢倦，舌淡，苔薄，脉沉缓。治疗首选（　　　）

A. 举元煎 　　　　　　　B. 十全大补汤 　　　　　　C. 人参养荣汤

D. 归肾丸 　　　　　　　E. 圣愈汤

【正确答案】D

【易错答案】C

【答案分析】根据题干，一派精血亏虚之象，容易误选 C 选项，但根据"心悸、失眠多梦"说明已见营阴暗耗，心火偏亢，应选归肾丸以填精益气、养血调经，所以正确答案应选 D。

11. 肖某，月经停闭半年，带下量多质稠，形体肥胖，胸脘满闷，神疲肢倦，头晕目眩，舌淡胖，苔白腻，脉滑。应首选用（　　　）

A. 人参养荣汤 　　　　　B. 归肾丸 　　　　　　　　C. 参芪四物汤

D. 丹溪治湿痰方 　　　　E. 举元煎

【正确答案】D

【易错答案】A

【答案分析】"神疲肢倦，头晕目眩"，容易辨证为气血虚弱证而错选 A，但根据题干，应辨证为痰湿阻滞证闭经，故选丹溪治湿痰方。

12. 继发性闭经是指月经周期已建立后又中断（　　　）以上者

A. 8 个月 　　　　　　　B. 6 个月 　　　　　　　　C. 12 个月

D. 3 个月 　　　　　　　E. 5 个月

【正确答案】B

【易错答案】E

【答案分析】继发性闭经是指女子月经周期已建立后又中断 6 个月以上者。

13."二阳之病发心脾，有不得隐曲，女子不月"的记载出自（　　　）

A.《素问·阴阳别论》　　　　B.《诸病源候论》　　　　C.《傅青主女科》

D.《兰室秘藏》　　　　　　　E.《金匮要略·妇人杂病脉证并治》

【正确答案】A

【易错答案】E

【答案分析】《素问·阴阳别论》中提出"二阳之病发心脾，有不得隐曲，女子不月"的记载，是对闭经病因病机的最早认识。

（二）多项选择题

1. 下列属闭经常用治法是（　　　）

A. 补肾益气，养血调经　　　　B. 填精益气，养血调经　　　　C. 豁痰除湿，活血通经

D. 温经散寒，活血通经　　　　E. 养阴益气，和血调经

【正确答案】ABD

【易错答案】错选或漏选。

【答案分析】肾气亏损，精血亏虚，寒凝血瘀及痰湿阻滞是闭经的常见证型，故 A、B、D 为治疗闭经的常用法。

2. 闭经应与哪些停经相鉴别（　　　）

A. 少女初潮半年停经　　　　B. 胎死腹中　　　　C. 绝经前期停经

D. 药物引起停经　　　　　　E. 肝炎合并停经

【正确答案】ABC

【易错答案】错选或漏选。

【答案分析】少女初潮半年停经，育龄期胎死腹中，绝经前后停经均不属于闭经范畴，当与闭经相鉴别，这是本节的难点。

3. 闭经若久治不愈，常可导致（　　　）

A. 不孕症　　　　　　　　B. 性功能障碍　　　　C. 代谢障碍

D. 心血管疾病　　　　　　E. 痛经

【正确答案】ABCD

【易错答案】漏选。

【答案分析】若闭经久治不愈，常可导致不孕症、性功能障碍、代谢障碍、心血管疾病等其他疾病。

4. 下列哪几项可诊断是闭经（　　　）

A. 女子年逾 16 岁，月经尚未来潮

B. 月经初潮后 1 年内月经不行，又无其他不适者

C. 月经周期已建立后又中断 6 个月以上者

D. 女子年逾 10 岁，月经尚未来潮

E. 月经周期已建立后又中断 3 个月以上者

【正确答案】AC

【易错答案】BDE

【答案分析】女子年逾 16 岁，月经尚未来潮，或月经周期已建立后又中断 6 个月以上者，称为闭经。前者称为原发性闭经，后者称为继发性闭经。月经初潮后 1 年内月经不行，又无其他不适者，不作闭经论。

5. 闭经的发病机制有（　　　　）

A. 冲任血海空虚　　　　　　　　B. 冲任受阻，血海阻隔

C. 子宫藏泻失常　　　　　　　　D. 肝肾功能失调，血海蓄溢失常

E. 以上均不正确

【正确答案】AB

【易错答案】CDE

【答案分析】闭经的基本病机为冲任血海空虚和冲任受阻，血海阻隔，分为实证和虚证。子宫藏泻失常为崩漏的基本病机。肝肾功能失调，血海蓄溢失常为月经先后无定期的病机。

（三）问答题

1. 闭经与围绝经期停经有何异同？

【正确答案】围绝经期停经与闭经相同之处均表现月经停闭不行达 6 月以上。但绝经前期停经者年龄已进入围绝经期，可伴有面部烘热汗出等围绝经期变化，血清性激素变化符合围绝经期变化，而闭经者无上述变化。

【易错答案】最常见的错误是对围绝经期停经者的临床表现认识不足。

【答案分析】围绝经期停经与闭经的相同点在于均有月经停闭 6 月以上的表现，但围绝经期停经通常伴有面部烘热汗出、心烦，心悸失眠、心神不宁等围绝经期症状，妇科检查子宫大小正常或者稍小，血清性激素也会表现出围绝经期变化。

2. 试述闭经的辨证论治。

【正确答案】闭经的辨证论治：

（1）肾气虚证，治宜补肾益气，养血调经，方用大补元煎；

（2）肾阴虚证，治宜滋肾益阴，养血调经，方用左归丸；

（3）肾阳虚证，治温肾助阳，养血调经，方用十补丸；

（4）脾虚证，治宜健脾益气，养血调经，方用参苓白术散；

（5）精血亏虚证，治宜填精益气，养血调经，方用归肾丸；

（6）气滞血瘀证，治宜行气活血，祛瘀通经，方用膈下逐瘀汤；

（7）寒凝血瘀证，治宜温经散寒，活血通经，方用温经汤；

（8）痰湿阻滞证，治宜豁痰除湿，活血通经，方用丹溪治湿痰方。

【易错答案】八个知识点回答不全。

【答案分析】这是本节的难点，需要重点记忆。闭经的辨证论治主要包括肾气虚证、肾阴虚证、肾阳虚证、脾虚证、精血亏虚证、气滞血瘀证、寒凝血瘀证及痰湿阻滞证，分别对应首选方剂是大补元汤、左归丸、十补丸、参苓白术散、归肾丸、膈下逐瘀汤、温经汤和丹溪治湿痰方。

3. 阐述闭经治疗原则。

【正确答案】闭经的治疗原则应根据病证，虚者补而通之，或补肾滋肾，或补脾益气，或填精益阴，大补气血，以滋养精血之源；实者泻而通之，或理气活血，或温经通脉，或祛痰行滞，以疏通冲任经脉；虚实夹杂者应补中有通，攻中有养，皆以恢复月经周期为要。切不可不分虚实，一味滥用攻破或峻补之法，以犯虚虚实实之戒。若因它病而致闭经，应先治原发疾病，病愈经自下。

【易错答案】最常见的错误是治疗原则没有就虚实两方面展开论述。

【答案分析】闭经分虚实两方面，虚者当补而通之：肾气亏损当补益肾气，气血虚弱当补益气血，阴虚血燥当滋阴清热；实者当泻而通之，气滞血瘀当理气行滞，痰湿阻滞当健脾燥湿，化痰通经。不可因月经停闭数月而滥用攻破药物，也不可一味峻补而燥涩精血。同时应注意用药时不可过用辛温香燥之剂，用补药应使其补而不腻，应补中有行，以利气血化生。

痛经

◎ 重点 ◎

1. 痛经的定义及病因病机

2. 痛经的辨证要点及治疗原则

◎ 难点 ◎

1. 痛经的诊断及鉴别诊断

2. 痛经的辨证论治

常见试题

（一）单项选择题

1. 有关痛经的古代文献记载，最早见于（　　　）

A.《黄帝内经》　　　　　　B.《金匮要略》　　　　　　C.《诸病源候论》

D.《景岳全书·妇人规》　　E.《傅青主女科》

【正确答案】B

【易错答案】C

【答案分析】《诸病源候论》首立"月水来腹痛候"，而《金匮要略·妇人杂病脉证并治》云："带下，经水不利，少腹满痛，经一月再见"，是有关痛经的最早记载。

2. 痛经患者，腹痛多发生于（　　　）

A. 经前 5~6 天　　　　　B. 经前 3~4 天　　　　　C. 经前 1~2 天

D. 经净后 1~2 天　　　　E. 经净后 3~4 天

【正确答案】C

【易错答案】A、B

【答案分析】痛经临床表现腹痛多发生于经前 1~2 天，行经第 1 天达高峰。

3. 因寒凝血瘀而致痛经，首选方是（　　　）

A. 膈下逐瘀汤　　　　　B. 血府逐瘀汤　　　　　C. 少腹逐瘀汤

D. 桃红四物汤　　　　　E. 桂枝茯苓丸

【正确答案】C

【易错答案】A、B

【答案分析】膈下逐瘀汤理气行滞、化瘀止痛，主要用于治疗气滞血瘀证痛经；血府逐瘀汤理气活血，祛瘀通经，主要用于治疗气滞血瘀证闭经；少腹逐瘀汤具温经散寒、化瘀止痛之功，为寒凝血瘀所致痛经的最佳选方。膈下逐瘀汤、血府逐瘀汤、少腹逐瘀汤容易混淆，应注意鉴别。

4. 因气滞血瘀而致痛经，最佳选方是（　　　）

A. 膈下逐瘀汤　　　　　B. 血府逐瘀汤　　　　　C. 少腹逐瘀汤

D. 柴胡疏肝散　　　　　E. 开郁种玉汤

【正确答案】A

【易错答案】B、C

【答案分析】膈下逐瘀汤具理气行滞、化瘀止痛之功，为气滞血瘀所致痛经的最佳选方。而血府逐瘀汤理气活血，祛瘀通经，是治疗气滞血瘀证闭经的首选方；少腹逐瘀汤具温经散寒、化瘀止痛之功，是寒凝血瘀所致痛经的首选方。

5. 气血虚弱而致痛经，经期最佳治法是（　　　）

A. 益气养血　　　　　B. 养血益精　　　　　C. 健脾益气，养血调经

D. 益气养血，调经止痛　　E. 温肾益精，养血止痛

【正确答案】D

【易错答案】A

【答案分析】气血虚弱而致痛经，病机常责之气血不足，子宫、冲任失于濡养，不荣则痛。故其经期最佳治法是益气养血、调经止痛，选项 D 较选项 A 更具针对性。

6. 湿热蕴结所致痛经在经期的最佳治法是（　　　）

A. 清热除湿　　　　　B. 清热凉血　　　　　C. 清热化瘀

D. 清热除湿，化瘀止痛　　E. 清热凉血，化瘀止痛

【正确答案】D

【易错答案】A

【答案分析】湿热瘀阻而致痛经，病机责之湿热盘踞子宫、冲任，气血失畅，不通则痛。故其经期最佳治法是清热除湿、化瘀止痛。选项D在选项A的基础上针对病因而兼有祛瘀止痛之效，治法更全面，故正确答案当选D。

7.寒湿内犯经行腹痛，宜选用少腹逐瘀汤加（　　　）

A.蚕砂、木瓜　　　　　　B.苍术、茯苓　　　　　　C.秦艽、桑枝

D.木香、香附　　　　　　E.附子、细辛

【正确答案】B

【易错答案】E

【答案分析】寒湿内犯，为寒、湿合邪为患，少腹逐瘀汤功效温经散寒，化瘀止痛，宜选加除湿之品。选项B属燥湿渗湿药，宜选加入。选项E为温阳散寒之品，若寒凝气闭，痛甚而厥者，可以酌情添加以回阳救逆、芳香透达。

8.气滞血瘀而致痛经伴恶心呕吐，方用膈下逐瘀汤，宜选加（　　　）

A.藿香、厚朴　　　　　　B.芦根、竹茹　　　　　　C.吴茱萸、半夏

D.黄芩、黄连　　　　　　E.枇杷叶、旋覆花

【正确答案】C

【易错答案】A

【答案分析】藿香、厚朴虽擅化湿止呕，但主要针对湿滞脾胃之呕吐，与题干不符。治疗气滞血瘀所致痛经并伴恶心呕吐病证，应在选用膈下逐瘀汤理气行滞、化瘀止痛的基础上，加和胃降逆之品，所以正确答案为C，药物具温中和胃、降逆止呕之功，最为相宜。故选加。

9.痛经湿热蕴结证，其主要证候中，下列哪项是错误的（　　　）

A.小腹灼热疼痛　　　　　B.经血量多，色暗红　　　C.带下量多，色黄质稠

D.低热起伏，小便黄赤　　E.舌质淡苔白，脉沉细无力

【正确答案】E

【易错答案】D

【答案分析】痛经湿热蕴结证，舌脉常见舌质红、苔黄腻、脉滑数等湿热为患之候。而E答案所示舌质淡、脉沉细无力，多为虚象，故属错误。湿性之邪缠绵，故湿热证痛经往往伴有低热起伏。

10.因肝肾亏损而致痛经，最佳选方是（　　　）

A.肾气丸　　　　　　　　B.温肾散寒汤　　　　　　C.仙蓉合剂

D.二仙汤　　　　　　　　E.益肾调经汤

【正确答案】E

【易错答案】C

【答案分析】C仙蓉合剂具补益肾气、活血化瘀之功，用于肾虚血瘀所致子宫内膜异位症，益肾调经汤主要针对肝肾亏损证痛经，故正确答案选E。

11.气血虚弱所致痛经,最佳治法是(　　)

A.益气养血　　　　　　　B.温经止痛　　　　　　　C.活血化瘀

D.益气养血,调经止痛　　E.益气温阳,活血化瘀

【正确答案】D

【易错答案】E

【答案分析】选项E主要用于因气虚血瘀而致子宫内膜异位症,治疗气血虚弱证痛经,选项D答案正确,两者容易混淆,要注意认真审题。

12.夏某,经前小腹冷痛,得热痛减,月经推后,量少,色暗有块;面色青白,肢冷畏寒;舌暗苔白,脉沉紧。最佳治法是(　　)

A.温肾助阳,暖宫止痛　　B.温经散寒,养血止痛　　C.滋肾养血,缓急止痛

D.温经散寒,化瘀止痛　　E.散寒利湿,化瘀止痛

【正确答案】D

【易错答案】B

【答案分析】据患者腹痛时间、部位、性质、程度、月经量、色、质及余证舌脉,辨证应属寒凝血瘀证,最佳治法是温经散寒,化瘀止痛。

13.苏某,经期小腹隐痛,喜温喜按,阴部空坠不适;经血量少,色淡质稀清;面色少华,神疲乏力;舌质淡,苔薄,脉细无力。最佳选方是(　　)

A.圣愈汤　　　　　　　　B.四物汤　　　　　　　　C.大补元煎

D.举元煎　　　　　　　　E.补中益气汤

【正确答案】A

【易错答案】C

【答案分析】据患者腹痛时间、部位、性质、程度、月经量、色、质及余证舌脉,辨证应属气血虚弱,治宜益气养血,调经止痛。圣愈汤功效益气养血、缓急止痛,与此证恰切相宜。

14.李某,经行腹痛,腰脊酸软;月经量少,色暗质稀;头晕耳鸣,面色晦暗,失眠健忘,或伴潮热;舌质淡红,苔薄白,脉沉细;盆腔有痛性结节包块。诊断:痛经。最佳治法是(　　)

A.温肾益阴,缓急止痛　　B.温肾助阳,暖宫止痛　　C.补肾扶脾,养血止痛

D.补益肾气,活血化瘀　　E.补养肝肾,调经止痛

【正确答案】E

【易错答案】D

【答案分析】"腰脊酸软、头晕耳鸣"之征容易导致错选D选项,但据题干所述痛经患者的主要证候,应辨证属肝肾亏损,治当补养肝肾、调经止痛,所以正确答案当选E。

(二)多项选择题

1.可引起继发性痛经的疾病有(　　)

A.子宫内膜异位症　　　　B.子宫腺肌症　　　　　　C.盆腔炎

D. 卵巢囊肿蒂扭转　　　　　　　E. 宫颈狭窄

【正确答案】ABCE

【易错答案】错选或漏选。

【答案分析】子宫内膜异位症、子宫腺肌症、盆腔炎、宫颈狭窄均可引起继发性痛经。而经期若因卵巢囊肿瘤蒂扭转也可引起腹痛，应与痛经相鉴别。

2. 痛经辨证，应从哪些方面综合分析（　　　）

A. 疼痛的时间、部位　　　　B. 疼痛的性质、程度　　　　C. 月经期、量、色、质

D. 伴随症状　　　　　　　E. 舌脉和素体强弱及病史

【正确答案】ABCDE

【易错答案】漏选。

【答案分析】痛经的辨证要点包括疼痛的时间、部位、性质、程度，月经期、量、色、质，伴随症状，舌脉及素体和病史综合分析。

3. 湿热蕴结证痛经的主要证候是（　　　）

A. 经前小腹灼热疼痛不适

B. 经血量多、色暗红、质稠

C. 素常带下量多、色淡质清无臭

D. 低热起伏、小便黄赤

E. 舌质红、苔黄腻、脉滑数

【正确答案】ABDE

【易错答案】错选。

【答案分析】湿热蕴结证痛经的主要证候有A、B、D、E。其平素虽常见带下量多，但为色黄、质稠，有臭味等湿热证象而非色淡、质清、无臭，故C答案是错的。

4. 痛经预防与调摄的主要内容是（　　　）

A. 注意经期、产后卫生　　　B. 经期注意保暖　　　　C. 保持精神愉快

D. 经期不可过用寒凉之品　　E. 经期不可过食生冷之物

【正确答案】ABCDE

【易错答案】漏选。

【答案分析】注意经期、产后卫生，痛经患者经期保暖，保持精神愉快，经期不可过用寒凉及不可过食生冷之物，均属痛经预防与调摄的内容。

（三）问答题

1. 痛经的病因病机。

【正确答案】痛经的病位在胞宫、冲任，以"不通而痛"或"不荣而痛"为主要病机。其发生与冲任、胞宫的周期性生理变化密切相关，其证重在明辨虚实寒热。引起痛经的病因有虚、实之分。若素体肝肾亏损，气血虚弱，经期前后，血海满而溢泄，气血骤虚，冲任、胞宫失养，

故"不荣则痛";若由于肝郁气滞,寒邪凝滞,湿热郁结等因素导致的瘀血阻络,客于胞宫,损伤冲任,气血运行不畅,故"不通则痛"。

【易错答案】对痛经的病因病机分析不全面,没有就月经不同时期痛经的病机进行展开论述。

【答案分析】痛经的病机主要分为"不通而痛"和"不荣而痛"两个方面,因痛经往往伴随月经周期而发,故不同月经时期,发生痛经的病机是不同的,需要展开论述。痛经的病因也有虚实之分,气滞血瘀、寒凝血瘀、湿热蕴结所导致的痛经多属实证;而气血虚弱、肾气亏损所导致的痛经则多属虚证。

2.痛经的辨证要点及其治疗原则。

【正确答案】

(1)痛经辨证首当辨识疼痛发生的时间、部位、性质以及疼痛的程度。一般而言,痛在小腹正中,多为胞宫瘀滞;痛在少腹一侧或双侧,病多在肝;痛及腰脊多属病在肾。经前或经行之初疼痛者多属实,月经将净或经后始痛者,多属虚。掣痛、绞痛、灼痛、刺痛、拒按属实;隐痛、空痛,按之痛减属虚;坠痛虚实兼有;绞痛、冷痛,得热痛减多属寒;灼痛,得热痛剧多属热。胀甚于痛,时痛时止属气滞;痛甚于胀、持续作痛属血瘀。同时须结合月经期、量、色、质,伴随症状,舌脉及素体和病史综合分析。

(2)治疗痛经,以调理胞宫、冲任气血为主。治分两步:经期重在调血止痛以治标,及时控制、缓减疼痛;平时辨证求因而治本;标本缓急,主次有序的阶段调治。

【易错答案】最常见错误有,没有对痛经发生的时间、部位、性质、疼痛程度进行展开分析,治疗方面也没有分经期及平时两方面分开论述,知识点回答不全面。

【答案分析】这是本节的重点,应重点记忆。痛经的辨证应根据痛经发生的时间、部位、性质、疼痛程度展开论述,尤其是对于疼痛的性质需要重点分析,以分清虚实之证,同时也需要根据结合月经期、量、色、质,伴随症状,舌脉及素体和病史综合分析。治疗痛经,当以调理胞宫、冲任气血为主,但具体治疗要分经期和平时而有所针对,对于对子宫发育不良、宫颈狭窄所致经行腹痛,应根据不同情况,选择最佳治疗方案。

月经前后诸证

◎ **重点** ◎

1.月经前后诸证的定义

2.月经前后诸证的辨证论治

◎ **难点** ◎

月经前后诸证的病因病机

常见试题

（一）单项选择题

1. 下列除哪项外，均属于脾虚所致的经行泄泻主证（　　）

A. 月经将潮，或正值经期大便溏泄

B. 脘腹胀满，神疲肢倦

C. 面浮肢肿

D. 畏寒肢冷，下利清谷

E. 经行量多，色淡质稀

【正确答案】D

【易错答案】C、E

【答案分析】经常会把畏寒肢冷，下利清谷理解为脾阳虚而舍弃该项选择其他项。其不然，肾阳虚衰，命门火衰，不能温养脾阳，经行则肾亦虚，阳虚失于温煦，而致畏寒肢冷，下利清谷。脾虚型经行泄泻表现为大便溏薄。

2. 某女，平素头晕耳鸣，手足心热，两颧潮红，潮热咳嗽，咽干口渴，经期衄血，色暗红，舌红或绛，苔花剥或无苔，脉细数，最佳选方是（　　）

A. 玉女煎加牛膝　　　　B. 百合固金汤加牛膝　　　　C. 顺经汤加牛膝

D. 清经散加牛膝　　　　E. 知柏地黄丸加牛膝

【正确答案】C

【易错答案】D

【答案分析】本题辨证为肺肾阴虚证经行吐衄。素体肺肾阴虚，虚火上炎，经行后阴虚更甚，虚火内炽，损伤肺络，故血上溢而为吐衄。阴虚内热故头晕耳鸣，手足心热，两颧潮红，潮热咳嗽，咽干口渴，脉细数。最佳治法是滋阴养肺，方选顺经汤加牛膝。

3. 某已婚妇女，42 岁。每于经行或经后头晕头痛，巅顶尤重，烦躁失眠，月经量多。其分型论治是（　　）

A. 肝火证，方宜羚角钩藤汤　　　　B. 肾虚证，方宜健固汤　　　　C. 血瘀证，方宜通窍活血汤

D. 心脾两虚证，方宜归脾汤　　　　E. 血虚证，方宜八珍汤

【正确答案】A

【易错答案】D

【答案分析】每于经行或经后头晕头痛，诊断为经行头痛。素体肝阳偏亢，足厥阴肝经与督脉上会于巅，而冲脉附于肝，经行冲气偏亢，故肝火易随冲气上逆，风阳上扰清窍，而致经行巅顶头痛，最佳治法是清热平肝息风，方宜羚角钩藤汤。

4. 患者经前乳房乳头胀痛，甚至不能触衣，胸胁作胀，烦躁易怒，舌苔正常，脉弦，最佳

选方（　　　）

   A. 加味乌药散　　　　　　　B. 清肝引经汤　　　　　　　C. 四物汤

   D. 四逆汤　　　　　　　　　E. 柴胡疏肝散

【正确答案】E

【易错答案】D

【答案分析】经前乳房乳头胀痛，甚则不能触衣，胸胁作胀，烦躁易怒，脉弦，可辨证为肝气郁结证经行乳房胀痛，最佳治法是疏肝理气，通络止痛，方选柴胡疏肝散。

（二）多项选择题

1. 下列哪些疾病与肝郁有关（　　　）

   A. 经行情志异常　　　　　　B. 经行吐衄　　　　　　　　C. 经行浮肿

   D. 经行头痛　　　　　　　　E. 经行乳房胀痛

【正确答案】AE

【易错答案】漏选

【答案分析】经行情志异常有肝气郁结证；经行吐衄有肝经郁火证；经行浮肿有气滞湿郁证；经行头痛有阴虚阳亢证；经行乳房胀痛有肝气郁结证。

2. 黄某，女，正值青春期，经期口舌糜烂，口燥咽干，月经量少，色红，五心烦热，舌红少苔，脉细数。以下选项正确的有（　　　）

   A. 辨证为阴虚火旺证　　　　B. 辨证为胃热熏蒸证　　　　C. 主方可选知柏地黄汤

   D. 主方可选凉膈散　　　　　E. 酌加麦冬、五味子

【正确答案】ACE

【易错答案】BD

【答案分析】根据临床症状本病辨证为阴虚火旺证经行口糜，治法当为滋阴降火，主方可选知柏地黄汤酌加麦冬、五味子。

3. 李某，23 岁，经行身发红色风团一年余，瘙痒不甚，感风遇热，其痒尤甚，月经多提前、量多色红；尿黄便干；舌红苔黄，脉浮数。下列治法正确的有（　　　）

   A. 疏风清热　　　　　　　　B. 消风散　　　　　　　　　C. 养血祛风

   D. 当归饮子　　　　　　　　E. 祛风解表止痒

【正确答案】AB

【易错答案】E

【答案分析】依据临床症状本病辨证为经行风疹块之风热证，治法为疏风清热，方选消风散。不能依据感风遇热，其痒尤甚，而错误地多选 E 祛风解表止痒。

4. 气滞血瘀证经行浮肿主要证候有（　　　）

   A. 经行肢体浮肿，按之随手而起

   B. 脘闷胁胀，善叹息

C.舌紫暗，脉弦涩

D.经行面浮肢肿，按之没指

E.舌淡，脉沉缓或濡细

【正确答案】ABC

【易错答案】D

【答案分析】气滞血瘀证经行浮肿主要证候有经行肢体浮肿，按之随手而起，色暗有块；脘闷胁胀，善叹息，舌紫暗，苔薄白，脉弦涩。D项经行面浮肢肿，按之没指，为脾肾阳虚浮肿的表现，故不能多选。

（三）问答题

1.经行乳房胀痛主要与哪三个脏腑有关，为什么？

【正确答案】经行乳房胀痛的发生，与肝、肾、胃有密切关系。因肝经循胁肋，过乳头，乳头乃足厥阴肝经支络所属，乳房为足阳明胃经循行之所，足少阴肾经主乳内。故有乳头属肝、乳房属胃亦属肾所主之说。肝藏血，主疏泄，本病的发生多经前或经期，而此时气血下注冲脉血海，亦使肝血不足，气偏有余。本病主要由肝失条达或肝肾失养所致。七情内伤，肝气郁结，气血运行不畅，脉络欠通，不通则痛；或肝肾亏虚，乳络失于濡养而痛。

【易错答案】常见的错误是漏写肾主乳内。大家熟知乳房属胃乳头属肝。而足少阴肾经的别支从肺出，络心，注胸中，与乳房关系密切，素体肝肾不足，久病失血伤阴，肝肾不足，乳络失于濡养，故常导致经行乳房胀痛。

【答案分析】可以将该题分成两大部分记忆：第一乳头属肝，第二乳房与胃、肾关系密切。而本经的发生可分为不通则痛与不荣则痛两者。当肝气郁结，气血运行不畅，脉络欠通，不通则痛；肝肾阴虚，经脉失于濡养，不荣则痛。

2.经行头痛如何辨虚实，其治疗原则是什么？

【正确答案】辨经行头痛的虚实：按疼痛时间、性质、部位辨其虚实。实者，多痛于经前期或经期，且多呈胀痛或刺痛；虚者多在经后或月经将净时时作痛，多为头晕隐痛。其治疗原则是调理气血，通经活络，气顺血和，清窍得养，则头痛自止。

【易错答案】漏按时间或性质进行分析。

【答案分析】导致经行头痛的病因有虚证为血虚，素体血虚，经后血更加虚少，血不能上荣于脑，脑失所养，故常在经后出现头部隐痛；实证有肝火或血瘀，平素肝火偏旺，冲气挟肝气上逆，故经前常出现头部胀痛，而经前冲气挟体内瘀血上逆，亦常导致经前出现头部的刺痛。

绝经前后诸证

◎ 重点 ◎

1.绝经前后诸证的定义、诊断与鉴别诊断

2. 绝经前后诸证的辨证论治

◎ **难点** ◎

1. 绝经前后诸证的病因病机

2. 绝经前后诸证心肾不交证的证候表现及治疗

常见试题

（一）单项选择题

1. 绝经前后诸证辨证属于肾阴虚证，其治疗主方是（　　）

A. 六味地黄丸　　　　　　　B. 杞菊地黄丸　　　　　　　C. 右归丸合二至丸

D. 百合地黄丸合甘麦大枣汤　　E. 加减一阴煎

【正确答案】A

【易错答案】B、D

【答案分析】肾阴虚之绝经前后诸证适合选用六味地黄丸加减滋肾益阴、育阴潜阳药。

2. 临床上若年龄45~55岁之间的妇女，月经紊乱，渐停经后出现烘热汗出、潮热面红等症状时，测血中的激素水平，符合下列哪一组可诊断为绝经前后诸证（　　）

A. 血中 E_2 下降，FSH 增高，LH 正常

B. 血中 E_2 下降，FSH 正常，LH 增高

C. 血中 E_2 下降，FSH、LH 均未见明显改变

D. 血中 E_2 下降，FSH、LH 增高

E. 血中 E_2 下降，FSH/LH > 3，PRL 升高

【正确答案】D

【易错答案】E

【答案分析】E 项中血清泌乳素 PRL 不是诊断绝经前后诸证的参考指标。其中 FSH、E_2 是两项不可缺少的重要指标。D 项符合本病的诊断依据。

3. 下列哪种病史可引起绝经前后诸证（　　）

A. 曾有痛经史　　　　　　　B. 曾有早产病史　　　　　　C. 曾有手术切除双侧卵巢

D. 曾有月经过多病史　　　　E. 以上都不是

【正确答案】C

【易错答案】B、D

【答案分析】双侧卵巢切除导致卵巢功能损害为绝经前后诸证发生的病史之一，其次还包括40岁前卵巢功能早衰等病史。早产与月经过多一般不影响卵巢功能，故不选之。

4. 绝经前后诸证的主要病机为（　　）

A.脾肾功能失调　　　　　　　B.肾阴阳失调　　　　　　　C.肝肾阴虚

D.心肾不交　　　　　　　　　E.以上都不是

【正确答案】B

【易错答案】C、D

【答案分析】肾藏精，主生殖，且肾为天癸之源，故月经初潮或绝经与肾脏的关系最为密切。绝经前后肾阴阳失却平衡，脏腑气血不协调，因而导致绝经前后诸证的出现，故选B。

5.程某，46岁，月经紊乱一年，月经量或少或多，色鲜红质稠，伴头晕耳鸣，腰腿酸软，烘热汗出，五心烦热，失眠多梦，舌红苔少，脉细数，其治疗首选方为（　　　）

A.两地汤　　　　　　　　　　B.保阴煎　　　　　　　　　C.右归丸

D.六味地黄丸　　　　　　　　E.以上都不是

【正确答案】D

【易错答案】B、C

【答案分析】依据临床症状辨证为绝经前后诸证的肾阴虚证，并无阳虚等临床表现，故不属于阴阳俱虚证，故选六味地黄丸。

6.患者年值52岁，月经紊乱，先期而至，经量多，色鲜红，头目眩晕耳鸣，头面部阵发性烘热，五心烦热，汗出，腰膝酸痛，足跟为著，皮肤瘙痒，口干便坚，尿少色黄，舌红少苔，脉细数，最佳的治法（　　　）

A.清热凉血　　　　　　　　　B.益肾宁心　　　　　　　　C.益气养阴

D.滋肾养阴，育阴潜阳　　　　E.清热养阴

【正确答案】D

【易错答案】E

【答案分析】头目眩晕耳鸣、舌红少苔、脉细数为阳亢、阴虚内热之表现，五心烦热，汗出，腰膝酸痛，足跟为著，皮肤瘙痒，口干便坚为阴虚表现，结合分析证属肾阴不足，阴虚阳亢之证，故选D。

7.绝经前后诸证辨证属于心肾不交证，其治疗主方是（　　　）

A.天王补心丹　　　　　　　　B.杞菊地黄丸　　　　　　　C.右归丸合二至丸

D.百合地黄丸合甘麦大枣汤　　E.加减一阴煎

【正确答案】A

【易错答案】B、D

【答案分析】心肾不交之绝经前后诸证适合选用天王补心丹以滋阴补血、养心安神。

（二）多项选择题

1.下列哪些症状符合绝经前后诸证肾阳虚证（　　　）

A.经行量多，经色淡暗　　　　B.精神萎靡，面色晦暗　　　C.小便清长，夜尿频数

D.苔薄白，脉沉细弱　　　　　E.乍热乍寒，烘热汗出

【正确答案】ABCD

【易错答案】ABCDE

【答案分析】肾阳虚绝经前后诸证的主要临床表现为经行量多，经色淡暗，精神萎靡，面色晦暗，小便清长，夜尿频数，苔薄白，脉沉细弱，而 E 项为肾阴阳俱虚证的表现。

2.绝经前后诸证的主要病机是（　　　　）

A.肾阴虚   B.肾阳虚   C.肾阴阳俱虚

D.心肾不交   E.肝郁

【正确答案】ABCD

【易错答案】ABC

【答案分析】绝经前后诸证的主要病机以肾为主，常累及他脏，肾水不足，不能上济于心，心肾失交，故病机分为肾阴虚、肾阳虚、肾阴阳俱虚及心肾失交，使阴阳失却平衡，脏腑气血不相协调。

（三）问答题

简述绝经前后诸证临床常见证型、各证证候及立法方药？

【正确答案】

（1）肾阴虚证，主要证候是：绝经前后，月经周期紊乱，量少或量多，经色鲜红，头晕耳鸣，腰腿酸软，烘热汗出，五心烦热，失眠多梦，口燥咽干，或皮肤瘙痒；舌红苔少，脉细数。治宜滋肾益阴，育阴潜阳。方选六味地黄丸加生龟甲、生牡蛎、石决明。

（2）肾阳虚证，其主要证候是：经断前后，量多或少，色淡质稀，带下量多，头晕耳鸣，腰痛如折，腹冷阴坠，形寒肢冷，小便频数或失禁，精神萎靡，面色晦暗；舌淡，苔白滑，脉沉细而迟。治宜温肾壮阳、填精养血。方选右归丸。

（3）肾阴阳俱虚证，其主要证候是：绝经前后，乍寒乍热，烘热汗出，月经紊乱，量多或少，头晕耳鸣，健忘，腰背冷痛；舌淡，苔薄；脉沉弱。治宜阴阳双补。方选二仙汤合二至丸加何首乌、牡蛎、龙骨。

（4）心肾不交证，其主要证候是：绝经前后，心烦失眠，心悸易惊，甚至情志失常，月经周期紊乱，量少或多，经色鲜红，头晕健忘，腰酸乏力，舌红，苔少，脉细数。治宜滋阴补血、养心安神。方选天王补心丹。

【易错答案】漏写肾阴阳两虚的证候。

【答案分析】阴阳互根互用，阴阳之间互滋互用关系失常时，会出现阴损及阳，或阳损及阴的病理变化，绝经前后肾气渐衰，天癸将竭，由于自身体质或来自外界的种种刺激等，亦可同时出现阴阳俱虚的证候。

第七章 带下病

概述

◎ **重点** ◎
带下病的定义

◎ **难点** ◎
带下病的病因病机

常见试题

（一）单项选择题

正常带下，以下哪一项是错误的（　　）

A. 色赤白　　　　　　　B. 质稠　　　　　　　C. 无臭气

D. 经间期量稍多　　　　E. 绝经后量减少

【正确答案】A

【易错答案】D

【答案分析】生理性带下为润泽于阴户的色白或透明，无特殊气味的黏液，其量不多。排卵期透明无色拉丝样带下，月经前后质稠无味的黏液带下等均生理性带下；绝经期前后白带减少而无明显不适者，亦为生理现象。

（二）多项选择题

生理性带下的特点是（　　）

A. 月经前后、经间期较多，绝经后量减少

B. 量少色白　　　　　　C. 或无色透明

D. 无臭　　　　　　　　E. 色赤白相兼

【正确答案】ABCD

【易错答案】E

【答案分析】生理性带下为润泽于阴户的色白或透明，无特殊气味的黏液，其量不多。在月经期前后、排卵期、妊娠期带下量增多，绝经期前后白带减少。生理性带下不应夹有血丝。

（三）名词解释

带下病

【正确答案】带下病是指带下量明显增多或减少，色、质、气味发生异常，或伴有全身或局部症状者。带下量明显增多者称带下过多；带下量明显减少者称带下过少。

【易错答案】带下病是所有妇产科疾病的统称。

【答案分析】广义的带下泛指所有妇产科疾病，狭义的带下专指带下相关疾病。

带下过多

◎ 重点 ◎

带下过多的定义、病因病机及辨证论治

◎ 难点 ◎

阴道炎、宫颈炎的临床表现及治疗

常见试题

（一）单项选择题

1.脾虚证带下过多的主证哪一项是错误的（　　　　）

A.带下量过多，色白或淡黄，质稀薄，无臭气，绵绵不断

B.面色㿠白或萎黄，四肢倦怠

C.纳少便溏，四肢浮肿

D.五心烦热，失眠多梦

E.舌质淡胖，苔白，脉细缓

【正确答案】D

【易错答案】A

【答案分析】经常理解为脾虚血少，心神失养，故出现五心烦热，失眠多梦。血少可以导致失眠，多梦，五心烦热等为虚热之表现。脾虚导致的带下表现为带下色白或淡黄，质稀薄，绵绵不断，无臭气。

2.下列哪一项不是湿热下注带下过多的主证（　　　　）

A.带下量过多，色黄，质稠，有臭气

B.带下色白，质黏如豆腐渣样，阴痒

C.胸闷纳呆，小便短赤

D.面色㿠白，四肢倦怠

E.舌质红，苔黄腻，脉滑数

【正确答案】D

【易错答案】B

【答案分析】湿热下注导致的带下过多证属于实证，面色㿠白，四肢倦怠为脾虚中阳不足的虚证故不难选择。湿热下注，且湿大于热时亦可出现带下色白，但因亦夹有热邪故质稠，有如豆渣样。

3.完带汤的组成是（　　　）

A.白术、白芍、茯苓、柴胡、人参、车前子

B.白术、白芍、柴胡、苍术、人参、荆芥穗、山药、陈皮、车前子、甘草

C.白术、白芍、苍术、人参、黑芥穗、山药、茯苓、陈皮、甘草

D.苍术、白术、人参、车前草、泽泻、白芍、陈皮、甘草

E.白术、白芍、茯苓、柴胡、丹参、黑芥穗、山药、车前子

【正确答案】B

【易错答案】C

【答案分析】完带汤用于脾虚证带下过多，有健脾益气，升阳除湿功效；四君子加山药健脾除湿；苍术、陈皮健脾燥湿；白芍、柴胡升阳除湿；车前子利水渗湿。全方重在一"湿"字。

4.念珠菌性阴道炎的带下特点是（　　　）

A.凝乳状、或豆腐渣样

B.无色带下，臭秽难闻

C.淡黄色或血样脓性赤带，质稀

D.稀薄淡黄，或赤白，甚至脓性

E.灰黄色或黄绿色，质稀薄或呈脓性状，腥臭味，有泡沫

【正确答案】A

【易错答案】C、D、E

【答案分析】区别开细菌性阴道炎、老年性阴道炎、念珠菌性阴道炎、滴虫性阴道炎的带下特点。念珠菌性阴道炎的带下特点是凝乳状或豆腐渣样；滴虫性阴道炎的带下特点是灰黄色或黄绿色，质稀薄或呈脓性状，腥臭味，有泡沫；细菌性阴道炎的带下特点是淡黄色或血样脓性赤带，质稀；老年性阴道炎的带下特点是稀薄淡黄，或赤白，甚至脓性。

5.患者，女，31岁，自诉近三天来带下量多，色白，质黏腻，呈豆腐渣样，外阴瘙痒，胸闷口苦，小便短赤，舌红，苔黄腻，脉滑数。治疗首选的方是（　　　）

A.五味消毒饮　　　　　　　B.完带汤　　　　　　　C.苓桂术甘汤

D.知柏地黄丸　　　　　　　E.止带方

【正确答案】E

【易错答案】B

【答案分析】 完带汤为治疗脾虚证带下过多的主方，本病辨证为湿热下注证带下过多，故选用止带方以清热利湿止带。

6.患者带下量增多，色黄绿，质黏稠，有臭气，伴阴部瘙痒，胸闷心烦，口苦咽干，头晕头痛，小便黄少，大便秘结。舌红，苔黄腻，脉弦滑。其治法是（　　　）

A.清热解毒，杀虫止痒　　　　B.清热凉血，祛风止痒　　　　C.清热利湿止带

D.健脾除湿，止带止痒　　　　E.清热利湿，疏风化浊

【正确答案】C

【易错答案】A

【答案分析】临证不难分析为湿热下注证带下过多，兼见胸闷心烦，口苦咽干，头晕头痛，等肝经郁热症状，故治宜清热利湿止带，方选止带方。

7、白带清冷，量多，质清稀如水，终日淋漓不断，腰酸如折，畏寒肢冷，其病因为（　　　）

A.气虚不固　　　　　　　　B.脾虚湿浊下注　　　　　　　C.脾虚肝郁，湿热下注

D.肾阳不足，下元虚衰　　　E.以上都不是

【正确答案】D

【易错答案】B

【答案分析】脾虚带下多表现为质稀薄，如唾如涕，并出现四肢倦怠，纳少便溏等脾虚症状。本证虚寒之象加之腰酸如折等症状可辨证为肾阳虚证之带下过多。

（二）多项选择题

1.带下过多的病机为（　　　）

A.脾虚　　　　　　　　　　B.肾阳虚　　　　　　　　　　C.阴虚夹湿热

D.湿热下注　　　　　　　　E.湿毒蕴结

【正确答案】ABCDE

【易错答案】BE

【答案分析】带下病过多的常见病机有脾虚、肾阳虚、阴虚夹湿热、湿热下注、湿毒蕴结。

2.带下过多的辨证主要根据带下的（　　　）

A.量　　　　　　　　　　　B.色　　　　　　　　　　　　C.质

D.气味　　　　　　　　　　E.伴随症状

【正确答案】ABCDE

【易错答案】AB

【答案分析】带下过多的辨证主要根据带下的量、色、质、气味的异常，以及伴随症状进行分析。

（三）问答题

简述带下过多的辨证要点及治疗原则。

【正确答案】（1）根据带下的量、质、色、气味的异常。一般情况下带下色淡、质稀为虚寒；带下色黄、质稠为实热。临证时，结合全身症状、舌脉、病史及检查等进行分析。

（2）本病治疗以祛湿止带为基本治疗原则。

【易错答案】遗漏知识点，应该从辨证与论治两方面作答。

【答案分析】辨证带下的色、质、量、味四方面分析；全身伴随症状包括舌脉。论治利湿为主，内外兼治。

带下过少

◎ 重点 ◎

带下过少的定义、病因病机及辨证论治

◎ 难点 ◎

带下过少的病因病机

常见试题

（一）单项选择题

1.肝肾亏损证带下过少选方（　　　）

A.左归丸 　　　　　　　 B.小营煎 　　　　　　　 C.四物汤

D.右归丸 　　　　　　　 E.六味地黄丸

【正确答案】A

【易错答案】B

【答案分析】带下过少的主要病因有肝肾亏虚损、血瘀津亏，肝肾亏损证选方左归丸，血瘀津亏证选方小营煎。

2.患者带下量减少，甚至全无，阴部干涩灼痛，阴部萎缩，性交痛，头晕耳鸣，腰膝酸软，烘热汗出，夜寐不安，小便黄，大便干结，舌红少苔，脉细数或沉弦细。治疗首选方是（　　　）

A.知柏地黄丸 　　　　　　 B.归肾丸 　　　　　　 C.左归丸

D.小营煎 　　　　　　　　 E.桃红四物汤

【正确答案】C

【易错答案】B

【答案分析】带下过少的主要病机包括肝肾亏损及血瘀津亏；结合肝肾阴虚等全身症状本病不难辨证为肝肾阴亏证带下过少，故选左归丸以滋补肝肾，养精益血。

3.患者，女，38岁，近半年来带下量明显减少，阴中干涩，阴痒，面色无华，头晕眼花，

心悸失眠，神疲乏力，经行量少，色紫暗，有血块，下腹有块，舌质暗，有瘀点瘀斑，脉细涩。其治法是（　　）

　　A. 补血益气，活血化瘀　　　　B. 滋补阴血，活血化瘀　　　　C. 补血益精，活血化瘀

　　D. 补血填精，破血下瘀　　　　E. 补血益气，破血下瘀

【正确答案】C

【易错答案】B

【答案分析】临证不难辨证为血瘀津亏之带下过少。素体脾虚，化源不足，或堕胎多产，经产感寒等导致精亏血枯，瘀血内停，故治疗宜补血益精，活血化瘀。

（二）多项选择题

1. 带下过少的病机有（　　　）

　　A. 肝肾亏损　　　　　　　　B. 血瘀津亏　　　　　　　　　C. 脾虚

　　D. 热毒蕴结　　　　　　　　E. 阴虚夹湿

【正确答案】AB

【易错答案】CDE

【答案分析】带下过少的主要病机有肝肾亏虚损、血瘀津亏；带下过多的主要病因有肾虚、热毒蕴结、阴虚夹湿等。

2. 带下过少常常合并哪些病证（　　　）

　　A. 绝经前后诸证　　　　　　B. 闭经　　　　　　　　　　　C. 月经过少

　　D. 阴痒　　　　　　　　　　E. 不孕

【正确答案】ABCDE

【易错答案】漏选

【答案分析】带下过少常合并绝经前后诸证、闭经、月经过少、阴痒、不孕等病证。

（三）问答题

简述带下过少的辨证论治要点。

【正确答案】带下过少虽有肝肾阴虚、血枯瘀阻之不同，其根本是阴血不足，治疗重点在于滋补肝肾之阴精，佐以养血化瘀等。用药不可以肆意攻伐，过用辛燥苦寒之品，以免耗津伤阴，犯虚虚之戒。

【易错答案】遗漏知识点，应该从辨证与论治两方面作答。

【答案分析】本病的主要病机为阴液不足，不能润泽阴户。病因包括肝肾亏损及血枯瘀阻，治疗重点在于滋补肝肾之阴精，佐以养血化瘀。结合病因病机不难做出辨证论治。

第八章　妊娠病

概述

◎ **重点** ◎

1. 妊娠病的总治则及用药宜忌
2. 常见妊娠病的定义、诊断及辨证论治

◎ **难点** ◎

妊娠病的定义、妊娠期常见的疾病及总的病因病机

常见试题

（一）单项选择题

1. 妊娠期间应该禁用或慎用的药物是（　　）

A. 补气药　　　　　　　　　B. 破血药　　　　　　　　　C. 健脾药

D. 升提药　　　　　　　　　E. 行气药

【正确答案】B

【易错答案】E

【答案分析】妊娠期凡峻下、滑利、祛瘀、破血、耗气、散气及一切有毒之品均当禁用或慎用。临床气滞亦可导致胎漏、胎动不安等病证，故行气药不是妊娠期的禁忌药。

2. 妊娠病常见的发病机制不包括下列哪一项（　　）

A. 阴血虚　　　　　　　　　B. 脾肾虚　　　　　　　　　C. 冲气上逆

D. 气滞　　　　　　　　　　E. 瘀血内阻

【正确答案】E

【易错答案】C

【答案分析】妊娠恶阻是临床常见病症，常为冲气上逆犯胃，胃失和降所致，故不选C；妊娠病常见的发病机制包括：阴血虚、脾肾虚、冲气上逆犯胃、气滞。

（二）多项选择题

1. 以下那种情况应从速下胎以益母（　　）

A. 胎元不正　　　　　　B. 胎堕难留　　　　　　C. 胎死腹中

D. 孕妇有病不能继续妊娠　　E. 妊娠合并肝病

【正确答案】ABCD

【易错答案】多选 E

【答案分析】妊娠合并肝病，若肝脏功能损害不严重，可以继续妊娠。妊娠病的治疗原则以胎元的正常与否为前提，若胎元不正，胎堕难留，胎死不下，或孕妇有病不能继续妊娠者，则当急速下胎以益母。

2. 妊娠期间下列哪些药应慎用或忌用（　　　　）

A. 峻下　　　　　　　　B. 滑利　　　　　　　　C. 祛瘀

D. 破血　　　　　　　　E. 耗气、散气及一切有毒之品

【正确答案】ABCDE

【易错答案】漏选 B

【答案分析】妊娠期凡峻下、滑利、祛瘀、破血、耗气、散气及一切有毒之品均当禁用或慎用，故选 ABCDE。

（三）问答题

试述妊娠病的治疗原则。

【正确答案】胎元的正常与否为前提。

（1）胎元正常者，宜治病与安胎并举。因母病而致胎不安者，重在治病，病去则胎自安；因胎不安而致母病者，重在安胎，胎安则病自愈。安胎之法，补肾健脾、调理气血为主，补肾为固胎之本，健脾为益血之源，理气以通调气机，理血以养血为主或佐以清热，使脾肾健旺，气血调和，本固血充，则胎可安。

（2）胎元不正者，堕胎难留，或胎死不下，或孕妇有病不能继续妊娠者，宜从速下胎以益母。

【易错答案】不区分胎元正常与否，一概而论。

【答案分析】胎元正常者，分清治病与安胎的主次，因病致胎不安者，应重在治病，佐以安胎；相反则重点安胎，佐以治病。对于安胎之法可以结合妊娠常见病等来记忆。如胎漏、胎动不安者补肾安胎为大法，妊娠胞阻等以调理气血为主。见到堕胎难留，或胎死不下，或孕妇有病不能继续妊娠者均为胎元不正，故当下胎益母。

妊娠恶阻

◎ 重点 ◎

恶阻的定义及辨证论治

◎ 难点 ◎

恶阻的病因病机

常见试题

（一）单项选择题

1. 恶阻的主要机制是（　　）

A. 脾胃虚弱，肝气偏旺　　　B. 冲气上逆，胃失和降　　　C. 肝失条达，气机郁滞

D. 痰湿内停，阻滞胃脘　　　E. 重伤津液，胃阴不足

【正确答案】B

【易错答案】A、C

【答案分析】恶阻的主要病机是冲气上逆，胃失和降。冲气常常会理解成肝气、肝火等，故常因为错误理解而选A、C。肝胃不和是恶阻的原因之一，但脾胃虚弱亦是重要原因，因此冲气上逆，胃失和降概述了总病机。

2. 恶阻的常见证候下列哪项是错误的（　　）

A. 恶心呕吐　　　B. 头晕厌食　　　C. 恶闻食气

D. 呃逆　　　E. 食入即吐

【正确答案】D

【易错答案】C

【答案分析】呃逆是指气逆上冲，喉间呃呃连声，不能自制为特征，病机是胃失和降，气逆动膈，与恶阻之恶心呕吐不同。胃气上逆不舒，故恶闻食气，因此C项是恶阻的常见证之一。

3. 王某，停经44天，曾做妊娠试验为阳性，近5天出现恶心呕吐，逐渐加重，呕吐酸水、苦水，口干口苦。头胀而晕，胸胁胀满，喜叹气，舌质淡红，苔黄，脉弦滑。首选方是（　　）

A. 加味温胆汤　　　B. 香砂六君子汤　　　C. 左金丸

D. 小半夏加茯苓汤　　　E. 四逆汤

【正确答案】A

【易错答案】C

【答案分析】停经44天，妊娠试验为阳性，故可以诊断妊娠。恶阻的辨证要以呕吐物的性状和患者的口感，结合全身症状及舌脉等综合分析。依据呕吐物的性状酸水、苦水，结合口干口苦，头胀而晕，胸胁胀满，喜叹气等不难辨证为肝热证恶阻，故选加味温胆汤。

4. 患者妊娠剧吐，甚至呕吐带血样物，发热口苦，尿少便秘，唇舌干燥，舌质红，苔薄黄而干或无苔，脉细滑数无力，为（　　）

A. 胃阴大伤之候　　　B. 脾气欲绝之征　　　C. 津液枯竭之象

D. 气阴两虚　　　E. 穷必及肾

【正确答案】D

【易错答案】A

【答案分析】不能只根据发热口苦，尿少便秘，唇舌干燥，舌质红等阴虚之象，就只是错误地理解为胃阴虚大伤，加之脉细滑数无力应该辨证为气阴两虚之妊娠恶阻重症，最佳治法是益气养阴，和胃止呕。

5. 脾胃虚弱恶阻之辨证要点是（　　）

A. 妊娠初期，呕吐不食，或呕吐清涎

B. 妊娠初期，恶心欲呕，晨起尤甚

C. 妊娠初期，呕吐酸水、苦水

D. 妊娠初期，呕吐痰涎，胸脘满闷

E. 妊娠初期，呕吐剧烈，干呕或呕吐黄苦水甚至血水

【正确答案】A

【易错答案】B

【答案分析】呕吐物的性状是恶阻的辨证要点，脾胃虚弱恶阻主证特点是妊娠初期，呕吐不食，或呕吐清涎，故选择 A。B 项"妊娠初期，恶心欲呕，晨起尤甚"可为生理现象亦可见于各病证。

6. 证见妊娠早期，呕恶不食，食入即吐，或呕吐清涎，神疲乏力，舌淡苔白，脉缓滑无力，本病辨证为（　　）

A. 胃虚恶阻　　　　　　　B. 痰滞恶阻　　　　　　　C. 肝热恶阻

D. 气阴两亏恶阻　　　　　E. 以上都不是

【正确答案】A

【易错答案】B

【答案分析】根据呕吐物性状，及全身症状，可辨证为胃虚证。不可根据呕吐清涎片面地理解成为 B 痰滞恶阻。

7. 以下属于肝热证恶阻的是（　　）

A. 妊娠早期，喜食酸味，择食厌食，恶心欲吐

B. 妊娠早期，饮食不进，呕吐痰涎

C. 妊娠早期，呕吐酸水或苦水，烦渴口苦

D. 妊娠早期，恶心呕吐，不能进食，食入即吐，或呕吐清涎

E. 妊娠早期，呕吐剧烈，反复发作，呕出胆汁，或挟有血液

【正确答案】C

【易错答案】A

【答案分析】肝热证恶阻的特点是呕吐酸水或苦水，恶闻油腻，烦渴，口干口苦等。五味中酸入肝，不能错误地理解喜食酸味是肝胃不和恶阻的重要表现，错误地选择 A。

（二）多项选择题

恶阻患者出现下列哪项症状，应该及时终止妊娠（　　）

A. 体温升高达 38℃以上　　　　　B. 心率每分钟超过 120 次 / 分

C. 黄疸　　　　　　　　　　　D. 呕吐血样物

E. 尿中出现酮体

【正确答案】ABC

【易错答案】DE

【答案分析】酮体的生成常见于饥饿，当恶阻出现较重时，饮食量大大减少，肌体处于饥饿状态，故尿酮体会出现阳性。当病情较重，酮体持续性阳性时，每日静滴葡萄糖液及葡萄糖盐水3000mL，并适当补充氯化钾、维生素C等，中西医结合治疗，可以缓解症状，无需要终止妊娠。

（三）问答题

简述妊娠恶阻的主要发病机制是什么？

【正确答案】妊娠恶阻发生的主要机制是冲气上逆，胃失和降。孕后胎元初结，经血不泻，胞宫内实，冲脉气血旺盛，因血聚养胎，故冲脉之血相对不足，冲气偏盛，又冲脉隶属阳明，与之会于气冲穴，冲气上逆循经犯胃，胃失和降，遂发恶阻。

【易错答案】阐述不够精确，特别是妊娠冲气为何上逆的阐述。

【答案分析】恶阻总病机"冲气上逆，胃失和降"大家很好记忆。①妊娠月经不行，血聚于胞宫以养胎。②冲脉起于胞宫，胞宫血充而实，冲脉之血相对不足，冲气偏盛。③冲脉隶属于足阳明胃，冲气循经上逆犯胃，发生妊娠恶阻。④妊娠期间若脾胃虚弱或肝气郁结或肝火旺盛等，更易发生冲气上逆犯胃之事而发生恶心呕吐。仅供理解参考记忆。

异位妊娠

◎ 重点 ◎

1. 异位妊娠的定义

2. 异位妊娠的诊断、鉴别诊断及分期论治

◎ 难点 ◎

异位妊娠的分期论治

常见试题

（一）单项选择题

1. 宫外孕不包括哪种情况（　　　　）

A. 输卵管妊娠　　　　　　B. 卵巢妊娠　　　　　　C. 腹腔妊娠

D. 阔韧带妊娠　　　　　　E. 宫颈妊娠

【正确答案】E

【易错答案】C、D

【答案分析】宫外孕仅指子宫以外的妊娠,不包括宫颈妊娠、子宫残角妊娠及子宫瘢痕妊娠,异位妊娠的概念是考试重点。

2. 输卵管妊娠发生的原因与哪一项关系最大(　　　)

A. 慢性输卵管炎　　　　　B. 输卵管术后瘢痕形成　　　C. 输卵管发育不良

D. 盆腔内肿瘤牵引　　　　E. 孕卵外游

【正确答案】A

【易错答案】C、D、E

【答案分析】慢性输卵管炎是异位妊娠的主要原因,因为慢性炎症使输卵管黏膜粘连,管腔变窄,纤毛缺损,管型扭曲及管壁肌肉蠕动减弱等,均阻碍受精卵通过或正常运行。

3. 哪一项是异位妊娠破裂时最主要的症状(　　　)

A. 停经史和早孕反应　　　B. 不规则阴道出血　　　　　C. 突然发生下腹剧烈疼痛

D. 休克　　　　　　　　　E. 急性贫血

【正确答案】C

【易错答案】D、E

【答案分析】异位妊娠破裂时患者突感下腹一侧撕裂样疼痛,持续或反复发作。其他选项不是异位妊娠破裂时特有的症状。

4. 异位妊娠的病机本质是(　　　)

A. 气虚血瘀　　　　　　　B. 血亡阳脱　　　　　　　　C. 气滞血瘀

D. 阴血暴亡　　　　　　　E. 少腹血瘀

【正确答案】E

【易错答案】C

【答案分析】异位妊娠的发生与少腹素有瘀滞,冲任、胞脉、胞络不畅,或脾肾不足等有关。孕卵运行阻滞,停留在输卵管内发育,以致胀破脉络,阴血内溢于少腹。故其病机本质是少腹血瘀实证。

5. 异位妊娠可存在的变化(　　　)

A. 子宫大小与停经月数相符　　B. 子宫增大大于停经月数　　C. 子宫内膜呈分泌期改变

D. 子宫内膜呈增殖期改变　　　E. 子宫内膜呈蜕膜样改变

【正确答案】E

【易错答案】C、D

【答案分析】当输卵管妊娠时,子宫增大变软,但小于停经月份,子宫内膜呈蜕膜样变,孕卵死亡后,蜕膜发生退行性变与坏死,可整块脱落如三角形,称蜕膜管型。

6. 异位妊娠已破损期正虚血瘀证的临床表现应除外哪一项(　　　)

A. 腹痛拒按　　　　　　　B. 可触及界限不清的包块　　C. 时有少量阴道流血

D. 面色苍白,冷汗淋漓　　E. 舌暗,苔薄,脉细弦

【正确答案】D

【易错答案】A、B、C

【答案分析】异位妊娠已破损正虚血瘀证是指输卵管妊娠破损后，血溢脉外成瘀，胎元与瘀互结，但血压暂时平稳，不应有面色苍白，冷汗淋漓等。

7.异位妊娠已破损期瘀结成癥的主要证候除外哪一项（ ）

A.腹腔血肿包块形成 　　　B.腹痛较剧，腹部压痛及反跳痛 　　　C.可有小腹坠胀

D.阴道出血逐渐停止 　　　E.舌质暗，苔薄，脉弦细涩

【正确答案】B

【易错答案】A、C

【答案分析】异位妊娠已破裂瘀结成癥是指输卵管妊娠破损时间长，腹腔内已形成血肿包块者。其腹痛逐渐减轻，可有下腹坠胀或便意感。不应有腹部压痛及反跳痛的腹膜刺激症状。

8.异位妊娠未破损期胎元阻络证的治法是（ ）

A.益气止血固脱 　　　B.活血化瘀泻下 　　　C.益气固脱，活血祛瘀

D.化瘀消癥杀胚 　　　E.活血化瘀益气

【正确答案】D

【易错答案】A

【答案分析】异位妊娠的分期治疗是考试重点及难点。未破损期：胎元阻络证治宜化瘀消癥杀胚，方用宫外孕Ⅰ号方；胎瘀阻滞证治宜化瘀消癥，方用宫外孕Ⅱ号方。已破损期：气血亏脱证，治宜益气止血固脱，方用四物汤加减，必要时中西医结合救治。正虚血瘀证：治宜益气养血、化瘀杀胚，方用宫外孕Ⅰ号方加党参、黄芪。瘀结成癥证：治宜活血化瘀消癥，方用宫外孕Ⅱ号方加减。

9.以下哪一项较易发生异位妊娠流产（ ）

A.卵巢妊娠 　　　B.阔韧带妊娠 　　　C.输卵管壶腹部妊娠

D.子宫颈妊娠 　　　E.输卵管峡部妊娠

【正确答案】C

【易错答案】E

【答案分析】输卵管妊娠流产多发生于输卵管伞部和壶腹部妊娠，输卵管妊娠破裂多发生于输卵管峡部和间质部。这两者需仔细鉴别。

（二）多项选择题

1.输卵管妊娠发生的原因与哪些因素有关（ ）

A.慢性输卵管炎 　　　B.输卵管发育不良 　　　C.输卵管结扎后再通

D.盆腔内肿瘤牵引 　　　E.孕卵外游

【正确答案】ABCDE

【易错答案】漏选。

【答案分析】慢性输卵管炎，输卵管术后瘢痕形成，输卵管发育不良或畸形、或功能异常，输卵管子宫内膜异位症，输卵管周围的肿瘤压迫或牵引，孕卵外游及放置宫内节育器等，均影响受精卵的正常运行，而在输卵管内着床，形成输卵管妊娠，故全选。

2.异位妊娠破裂时可有哪些临床表现（　　　）

A.停经史和早孕反应　　　B.不规则阴道出血　　　C.突发下腹剧痛

D.休克　　　E.后穹隆穿刺可抽出不凝血

【正确答案】ABCDE

【易错答案】漏选。

【答案分析】异位妊娠破裂表现为突然发生下腹剧烈疼痛，腹腔内出血及剧烈疼痛可导致晕厥与休克，后穹隆穿刺可抽出不凝血。患者还可有停经史和早孕反应，不规则阴道出血等临床表现。此为考试重点。

3.宫外孕Ⅱ号方是在宫外孕Ⅰ号方的基础上加何种药物组成的（　　　）

A.三棱　　　B.莪术　　　C.丹参

D.赤芍　　　E.桃仁

【正确答案】AB

【易错答案】CDE

【答案分析】宫外孕Ⅰ号方的组成为丹参、赤芍、桃仁；宫外孕Ⅱ号方的组成为丹参、赤芍、桃仁、三棱、莪术。

（三）问答题

试述异位妊娠破裂与急性盆腔炎的鉴别诊断。

【正确答案】异位妊娠破裂与急性盆腔炎可从临床表现、腹部体征、妇科检查、辅助检查四方面进行鉴别。

（1）异位妊娠破裂多有停经史或不孕史，阴道不规则出血，突然一侧少腹撕裂样疼痛，甚至晕厥或休克。下腹一侧或全腹压痛、反跳痛，肌紧张不明显，有移动性浊音。后穹隆饱胀，宫颈举摇痛，子宫稍大而软，宫旁可扪及痛性包块，后穹隆穿刺可抽出不凝血，尿HCG阳性，血Hb下降，WBC正常或稍高。B超示宫内无妊娠囊，宫旁有混合性包块。

（2）急性盆腔炎无停经史，下腹疼痛多为双侧，伴发热，阴道分泌物增多，有异味，或阴道少量出血，有腹膜炎时有压痛和反跳痛，肌紧张明显，移动性浊音阴性。宫颈举摇痛，子宫大小正常，压痛，附件区增厚或增粗，可扪及痛性包块。后穹隆穿刺可抽出脓液。尿HCG阴性，血Hb正常，WBC增高。

【易错答案】常见的错误是书写不全面。

【答案分析】异位妊娠有停经史或阴道不规则出血，尿HCG阳性，而急性盆腔炎一般无此表现，这点容易鉴别，但在临床上要综合分析。答题时后穹隆穿刺液性质容易遗漏。

胎漏、胎动不安

◎ 重点 ◎

1. 胎漏、胎动不安的定义
2. 胎漏、胎动不安的诊断、鉴别诊断及辨证论治
3. 胎漏、胎动不安的病因病机和转归

◎ 难点 ◎

胎漏、胎动不安的鉴别诊断及辨证论治

常见试题

（一）单项选择题

1. 妊娠期间，阴道少量出血，时下时止而无腰酸腹痛者，应诊断为（　　　）

A. 堕胎 B. 胎漏 C. 胎动不安

D. 小产 E. 滑胎

【正确答案】B

【易错答案】C

【答案分析】妊娠期间阴道少量出血而无腰酸、腹痛、下坠感，符合胎漏诊断，妊娠期间出现腰酸、腹痛、小腹下坠，或伴有少量阴道出血者，称为胎动不安，两者鉴别诊断是常见考点。

2. 以下哪一项不是胎漏、胎动不安的常见病因病机（　　　）

A. 肾虚 B. 肝郁 C. 血热

D. 血瘀 E. 气血虚弱

【正确答案】B

【易错答案】C、D

【答案分析】胎漏、胎动不安的主要病因病机是肾虚、气虚、血虚、血热、血瘀和湿热，故肝郁是错误答案。

3. 肾虚证胎漏、胎动不安的最佳治法是（　　　）

A. 补肾养血，益气安胎 B. 固肾安胎，佐以益气 C. 滋肾补肾，固冲安胎

D. 温补肾阳，固冲安胎 E. 补肾养肝，健脾安胎

【正确答案】B

【易错答案】A、C

【答案分析】肾为先天之本，脾为后天之本。肾虚证胎漏、胎动不安补肾，应兼顾健脾。胎漏、胎动不安的辨证论治是考试重点。血热胎漏、胎动不安应以清热为主，兼顾养血安胎。气血虚弱证胎漏、胎动不安补气养血，兼顾固肾安胎。血瘀胎漏、胎动不安活血消癥，兼顾补肾。

湿热证胎漏、胎动不安清热利湿，补肾安胎。

4.肾虚证胎漏、胎动不安的首选方是（　　　）

A.胎元饮　　　　　　　B.寿胎丸　　　　　　　C.归肾丸

D.圣愈汤　　　　　　　E.毓麟珠

【正确答案】B

【易错答案】A、C

【答案分析】寿胎丸补肾安胎，适用于肾虚证胎漏、胎动不安。胎元饮补气养血，固肾安胎，适用于气血虚弱证胎漏、胎动不安。

5.在妊娠12周内，胎漏、胎动不安相当于西医学（　　　）

A.先兆流产　　　　　　B.难免流产　　　　　　C.不全流产

D.过期流产　　　　　　E.完全流产

【正确答案】A

【易错答案】B

【答案分析】在妊娠早期和中期，胎漏、胎动不安相当于西医的先兆流产。

6.提出"黄芩、白术乃安胎圣药"的医家是（　　　）

A.朱丹溪　　　　　　　B.叶天士　　　　　　　C.傅青主

D.张景岳　　　　　　　E.陈自明

【正确答案】A

【易错答案】B

【答案分析】元代朱丹溪提出"黄芩、白术乃安胎圣药"之说，影响后世。

7.胎漏、胎动不安可共有的症状是（　　　）

A.少量阴道流血　　　　B.腰酸　　　　　　　　C.腹痛

D.小腹下坠　　　　　　E.以上均不正确

【正确答案】A

【易错答案】B

【答案分析】妊娠期间，阴道不时少量阴道流血，时出时止，或淋漓不断，而无腰酸、腹痛、小腹下坠者，称为"胎漏"；妊娠期间出现腰酸、腹痛、小腹下坠，或伴有少量的阴道流血者，称为"胎动不安"。

8.某患者停经45天，左少腹隐痛2天，加重半天，伴阴道少量流血，头晕，面色苍白，舌淡，苔白，脉细数。尿妊娠试验阳性。B超提示子宫正常大小，左侧附件可见囊性包块约3×3cm。应诊断为（　　　）

A.胎动不安　　　　　　B.妊娠腹痛　　　　　　C.胎漏

D.异位妊娠　　　　　　E.堕胎

【正确答案】D

【易错答案】B

【答案分析】症状为停经后一侧少腹痛伴阴道少量流血，但B超提示子宫正常大小，而一侧附件有包块，并有失血的表现，应考虑为异位妊娠。

（二）多项选择题

1. 胎动不安的主要症状是（　　　）

A. 停经后阴道少量流血　　　　B. 腰酸下坠　　　　C. 少腹疼痛

D. 腰酸　　　　E. 小腹痛

【正确答案】ABDE

【易错答案】漏选或错选他项。

【答案分析】胎动不安的主要症状是妊娠期小腹痛、腰酸、下坠感或阴道少量出血。不应有少腹痛。

2. 诊断为胎漏者，不应出现哪些症状（　　　）

A. 停经后阴道少量流血　　　　B. 下腹痛　　　　C. 腰痛

D. 小腹下坠　　　　E. 恶心呕吐

【正确答案】BCD

【易错答案】漏选或错选他项。

【答案分析】胎漏仅表现为妊娠期阴道少量出血，不应有小腹痛、腰酸、下坠感。这也是胎漏与胎动不安的鉴别要点。

3. 寿胎丸的组成有以下哪几位药物组成（　　　）

A. 桑寄生　　　　B. 菟丝子　　　　C. 续断

D. 阿胶　　　　E. 白术

【正确答案】ABCD

【易错答案】DE

【答案分析】寿胎丸的组成有桑寄生、菟丝子、续断、阿胶。

4. 胎动不安应与哪些疾病相鉴别（　　　）

A. 异位妊娠　　　　B. 胎死不下　　　　C. 胎堕难留

D. 堕胎　　　　E. 小产

【正确答案】ABCDE

【易错答案】DE

【答案分析】异位妊娠、胎死不下、胎堕难留、堕胎及小产均可出现阴道流血及小腹疼痛，故胎动不安应与这些疾病相鉴别。

5. 胎漏、胎动不安的常见病因病机是（　　　）

A. 血热　　　　B. 血瘀　　　　C. 肾虚

D. 湿热　　　　E. 气血虚弱

【正确答案】ABCDE

【易错答案】漏选。

【答案分析】胎漏、胎动不安的常见病因病机是肾虚、气血虚弱、血热、血瘀和湿热。

（三）问答题

胎漏、胎动不安的病因病机。

【正确答案】胎漏、胎动不安的主要病机是冲任气血失调，胎元不固。其常见病因病机有肾虚、气虚、血虚、血热、血瘀和湿热。

（1）肾虚：冲任损伤，则胎元不固，胎失所系。

（2）血热：热伤冲任，扰动胎元而不固。

（3）气虚：气虚不摄，则胎元不固。

（4）血虚：冲任血少，化源不足，冲任失养。

（5）血瘀：瘀阻子宫、冲任，气血不和，胎元失养而不固。

（6）湿热：湿热与血相搏，流注冲任，蕴结胞中，胎失所养。

【易错答案】答题不全面。

【答案分析】冲任气血失调，胎元不固是本病的主要病机，冲为血海，任主胞胎，冲任之气血充足，则胎元能得气载摄，得血滋养，胎儿才能正常生长发育。①先天不足，肾气虚弱，或孕后房事不慎，损伤肾气，冲任不固，胎失所系；②脾气虚弱，化源不足，冲任气血虚弱，不能载胎养胎；③素体阳盛，或阴虚内热，或孕后过食辛热，或感受热邪，导致热伤冲任，扰动胎元；④宿有癥疾占据子宫，或由于跌仆外伤导致气血不调，瘀阻子宫、冲任，使胎元失养而不固；⑤素体喜嗜高粱厚味，湿热内蕴，或孕期不慎感受湿热之邪，湿热与血相搏，流注冲任，蕴结胞中，气血瘀阻，不得下达冲任以养胎。

（四）论述题

试述胎动不安与异位妊娠的鉴别诊断。

【正确答案】胎动不安和异位妊娠均可在妊娠早期发生阴道少量出血和下腹痛。

症状：胎动不安的腹痛部位是多在小腹部，隐隐作痛，伴腰酸、下坠感，或有少量阴道出血。异位妊娠则表现为一侧少腹痛，初为隐痛或胀痛，可突然发生撕裂样剧痛，伴少量阴道出血，有时可排出蜕膜管型或碎片。

辅助检查：胎动不安与异位妊娠均可出现尿妊娠试验阳性，B超检查有助鉴别。在妊娠6周以上，B超发现子宫增大，宫内有孕囊，可见胎心搏动，则可诊断为胎动不安。如子宫正常大小，宫内未见孕囊，而一侧附件有混合型包块，后穹窿穿刺可抽出不凝血，则应为异位妊娠。

【易错答案】解答要点不全。

【答案分析】此题为考试重点，胎动不安和异位妊娠应根据临床表现、阴道排出物、B超、后穹隆穿刺液等进行鉴别诊断。

堕胎、小产

◎ 重点 ◎

1. 堕胎小产的定义、病因病机、诊断与鉴别诊断
2. 堕胎小产的辨证论治

◎ 难点 ◎

堕胎、小产的诊断及鉴别诊断

常见试题

（一）单项选择题

1. 凡妊娠 12 周内，胚胎自然殒堕者，称为（　　　）

A. 滑胎 　　　　　　　　　B. 堕胎 　　　　　　　　　C. 小产

D. 胎动不安 　　　　　　　E. 胎漏

【正确答案】B

【易错答案】A、C

【答案分析】凡妊娠 12 周内，胚胎自然殒堕者，称为"堕胎"；妊娠 12~28 周内，胎儿已形成而自然殒堕者，称为"小产"。题干符合堕胎的定义，是考试重点。

2. 治疗堕胎中医选用的代表方剂是（　　　）

A. 生化汤 　　　　　　　　B. 少腹逐瘀汤 　　　　　　C. 脱花煎

D. 桃红四物汤 　　　　　　E. 失笑散

【正确答案】C

【易错答案】A

【答案分析】脱花煎具有活血化瘀，下胎催生的功效，原方主治产难或死胎不下，故是治疗胎堕不全的代表方剂。生化汤是产后方，有活血化瘀、温经止痛作用。

3. 堕胎、小产的治则是（　　　）

A. 下胎益母 　　　　　　　B. 调养气血 　　　　　　　C. 祛瘀下胎

D. 治病与安胎并举 　　　　E. 活血祛瘀

【正确答案】A

【易错答案】C、E

【答案分析】堕胎、小产是胚胎或胎儿殒堕难留或殒堕不全，胎殒之后，尚有部分残留宫腔内，易出现阴道流血持续不止，甚至大量出血、感染等，故应早以下胎益母为原则进行治疗。

4. 在下列症状中一定不属于堕胎不全的是（　　　）

A. 胎殒之后，尚有部分组织残留于子宫

B. 阴道流血不止，甚至大量出血

C. 小腹疼痛，会阴逼迫下坠，继而阴道流血

D. 阴道流血不止，腹痛阵阵紧逼

E. 舌淡红，苔薄白，脉沉细无力

【正确答案】C

【易错答案】D

【答案分析】小腹疼痛，会阴逼迫下坠，而后阴道下血是胎堕难留的临床症状。定义是考试重点。

5. 堕胎、小产最主要的区别是（　　　）

A. 妊娠的时间　　　　　　B. 阴道流血的量色质　　　　　　C. 舌苔脉象

D. 宫口的开闭情况　　　　E. 腹痛的严重程度

【正确答案】A

【易错答案】D

【答案分析】凡妊娠12周内，胚胎自然殒堕者，称为"堕胎"；妊娠12~28周内，胎儿已形成而自然殒堕者，称为"小产"。故堕胎与小产最主要的区别在于妊娠的时间。宫口的开闭情况是判断难免流产还是先兆流产最主要的指标之一。

（二）多项选择题

1. 堕胎、小产常见的病因有（　　　）

A. 肾气虚弱　　　　　　　B. 气血不足　　　　　　　C. 热病伤胎

D. 跌仆伤胎　　　　　　　E. 肝气不舒

【正确答案】ABCD

【易错答案】漏选或错选他项

【答案分析】堕胎、小产的病因主要有肾气虚弱、气血不足、热病伤胎和跌仆伤胎四方面。

2. 胎堕难留证的临床表现是（　　　）

A. 有胎漏，胎动不安的临床经过

B. 恶心，呕吐，夜尿频多

C. 羊水溢出，继而阴道下血量多

D. 胚胎组织排出

E. 小腹疼痛，阵阵紧逼

【正确答案】ACE

【易错答案】漏选或错选他项。

【答案分析】根据胎动欲堕，胎堕难留的临床表现，可以排除B、D。

胎死不下

◎ 重点 ◎

1. 胎死不下的定义、诊断与辨证论治

2. 胎死不下的病因病机

◎ 难点 ◎

胎死不下的辨证论治

常见试题

（一）单项选择题

1. 气血虚弱证胎死不下的首选方是（　　）

A. 脱花煎　　　　　　　　　B. 救母丹　　　　　　　　　C. 生化汤

D. 平胃散加芒硝　　　　　　E. 桃红四物汤

【正确答案】B

【易错答案】A

【答案分析】妊娠期间胎死宫内，不能自行产出者，称为"胎死不下"。救母丹补益气血，活血下胎，适用于气血虚弱证胎死不下；脱花煎用于气滞血瘀证。此病辨证论治为常考点。

2. 瘀血阻滞证胎死不下的首选方是（　　）

A. 脱花煎　　　　　　　　　B. 救母丹　　　　　　　　　C. 生化汤

D. 平胃散加芒硝　　　　　　E. 桃红四物汤

【正确答案】A

【易错答案】C

【答案分析】脱花煎用于治疗气滞血瘀证胎死不下，生化汤用于胎已下之后的活血化瘀利于产后恢复。

3. 胎死不下紧急治疗原则（　　）

A. 下胎益母　　　　　　　　B. 益气养血　　　　　　　　C. 补肾安胎

D. 活血祛瘀　　　　　　　　E. 补肾健脾

【正确答案】A

【易错答案】B

【答案分析】胎死不下的紧急处理原则是下胎益母，以免对母体产生损伤。

（二）多项选择题

1. 胎死不下的常见证型有（　　）

A.瘀血阻滞　　　　　　B.湿浊瘀阻　　　　　　C.肾虚血瘀
D.气血虚弱　　　　　　E.气虚血瘀

【正确答案】AD

【易错答案】漏选或错选。

【答案分析】胎死不下的常见证型是瘀血阻滞及气血虚弱。

2.脱花煎的药物组成是（　　　）

A.当归、川芎　　　　　B.肉桂　　　　　　　　C.牛膝、红花
D.车前子　　　　　　　E.益母草

【正确答案】ABCD

【易错答案】漏选或错选。

【答案分析】脱花煎的组成是当归、川芎、肉桂、车前子、牛膝、红花。当归、川芎、红花活血行气；再以肉桂之辛热，从血分可以散其积寒，可以助其流动；牛膝、车前子引之以下行。此方加减临床比较常用，应熟记。

3.平胃散的组成（　　　）

A.苍术　　　　　　　　B.厚朴　　　　　　　　C.陈皮
D.甘草　　　　　　　　E.枳壳

【正确答案】ABCD

【易错答案】DE

【答案分析】平胃散的组成为苍术、厚朴、陈皮、甘草、生姜、大枣，合脱花煎是治疗瘀血阻滞证胎死不下的代表方。

（三）问答题

简述胎死不下的检查要点。

【正确答案】孕妇自觉胎动停止；腹部检查示腹围缩小，宫底下降，听不到胎心音；妇科检查：子宫小于孕月，宫口未开，乳房松软；B超检查有助确诊。

【易错答案】答题不全面。

【答案分析】一般胎死腹中，如发生在妊娠中期，孕妇可自觉胎动停止，腹部不再继续增大，反而缩小，有时阴道流血，或流出赤豆汁样液体，口出恶臭，脉涩等症。如在临产时，胎儿突然死亡者，除胎动停止外，常可伴有腹满急痛，喘闷等现象。临证时不能单凭症状与脉象来诊断其死胎，还须结合现代医学的检查方法，如尿妊娠试验、B超检查等。

滑胎

◎ 重点 ◎

1.滑胎的定义、病因病机、诊断与鉴别诊断

2. 滑胎的辨证论治

◎ **难点** ◎

滑胎的诊断及鉴别诊断

常见试题

（一）单项选择题

1. 治疗滑胎气血虚弱证的代表方剂是（　　　）

A. 寿胎丸　　　　　　　　B. 胎元饮　　　　　　　　C. 泰山磐石散

D. 归脾丸　　　　　　　　E. 补中益气汤

【正确答案】C

【易错答案】A、B

【答案分析】滑胎的辨证论治是考试重点：肾虚证宜补肾益气固冲，选方补肾固冲丸或安奠二天汤；气血虚弱证宜益气养血固冲，选方泰山磐石散；血瘀证宜祛瘀消癥固冲，选方桂枝茯苓丸。

2. 滑胎是指堕胎、小产连续发生（　　　）次

A. 大于等于 3 次　　　　　B. 大于等于 2 次　　　　　C. 大于等于 5 次

D. 2 次　　　　　　　　　E. 5 次

【正确答案】A

【易错答案】B

【答案分析】凡堕胎小产连续发生 3 次或 3 次以上者称为滑胎，发生 2 次指的是复发性流产。

3. 治疗肾虚证滑胎的方剂有（　　　）

A. 补肾固冲丸　　　　　　B. 肾气丸　　　　　　　　C. 育阴汤

D. 安奠二天汤　　　　　　E. 泰山磐石散

【正确答案】A

【易错答案】B

【答案分析】滑胎肾虚证治宜补肾益气固冲，方选补肾固冲丸。

（二）多项选择题

1. 关于滑胎的防治，下列说法中错误的是（　　　）

A. 堕胎、小产连续发生 3 次，即可诊断为滑胎

B. 清代张锡纯创制寿胎丸主要目的是用于治疗胎动不安

C. 母体冲任损伤，胎元不健是发生滑胎的主要机制

D. 滑胎的治疗分孕前调治和孕后保胎两个阶段

E. 滑胎者孕后保胎治疗的时间应超过既往堕胎，小产月份的 2 月以上

【正确答案】BE

【易错答案】漏选或错选他项。

【答案分析】B 错误在于张锡纯首创寿胎丸，主要目的用于治疗滑胎。E 错误主要在于治疗时间应超过既往自然流产月份的 2 周以上。

2. 滑胎的特点有哪些（　　　）

A. 应期而下　　　　　　　　B. 屡孕屡堕

C. 数堕胎　　　　　　　　　D. 西医学"复发性流产"可参照辨证

E. 又称为"半产"

【正确答案】ABCD

【易错答案】DE

【答案分析】凡堕胎、小产连续发生 3 次或 3 次以上者，称为"滑胎"，亦称"屡孕屡堕"、"数堕胎"。西医学称为"习惯性流产"，多数滑胎患者，往往发生在妊娠后的相同月份，正所谓"应期而下"。半产是小产的别称。

（三）问答题

论述滑胎的病因病机，治则及如何分阶段治疗。

【正确答案】

滑胎的机制有二：其一母体冲任损伤，胎元不固；其二为胎元不健，不能成形。

病因病机常见有：

（1）肾虚：父母先天禀赋不足，或孕后不节房事，损伤肾气，冲任虚衰，系胎无力导致滑胎，或大病久病累及于肾，肾精匮乏，冲任经血不足，胎失濡养，胎结不实，堕胎、小产反复发作而成滑胎。

（2）气血虚弱：母体平素脾胃虚弱，气血不足，或饮食不节、孕后过度忧思劳倦损伤脾胃，脾虚胃寒气血化源匮乏，冲任不足，导致不能摄养胎元发生滑胎。

（3）血瘀：母体胞宫素有癥瘕痼疾，瘀滞于内，损伤冲任，使气血失和，胎元失养而不固，致屡孕屡堕。

滑胎应本着预防为主、防治结合的阶段性治疗为原则。孕前宜避孕一年左右，并对夫妇双方检查反复流产的原因。强调"预培其损"，多以补肾健脾，益气养血，调理冲任为主；一旦妊娠或怀疑有孕，即应积极进行保胎治疗，并维持超过既往堕胎，小产的两周以上。

【易错答案】答题要点书写不全面。

【答案分析】导致滑胎的主要机制有两个：一是母体冲任损伤；二是胎元不健。胎儿居于母体之内，全赖母体肾以系之，气以载之，血以养之，冲任以固之。若母体先天肾虚或脾肾不足，气血虚弱或宿有癥瘕之疾或孕后跌仆闪挫，伤及冲任导致胎元不固而滑胎，胎元不健，多由父母先天精气亏虚，两精虽能融合，但因先天禀赋不足，致使胚胎损伤或不能成形，或成形易损，故而发生屡孕屡堕。滑胎的常见病因有肾虚、脾肾虚弱、气血两虚、血热和血瘀。治疗滑胎要以预防为主，防治结合为原则。孕前宜补肾健脾，益气养血，调理冲任为主；孕后要采取积极的保胎治疗。

胎萎不长

◎ **重点** ◎

1. 胎萎不长的定义、诊断与辨证论治
2. 胎萎不长的病因病机和转归

◎ **难点** ◎

胎萎不长的辨证论治

常见试题

（一）单项选择题

1. 气血虚弱证胎萎不长的首选方是（　　　　）

A. 归脾汤　　　　　　　　B. 举元煎　　　　　　　　C. 胎元饮

D. 寿胎丸　　　　　　　　E. 长胎白术散

【正确答案】C

【易错答案】A

【答案分析】胎元饮补气养血安胎，适用于气血虚弱证胎萎不长；脾肾不足证选方寿胎丸合四君子汤或温土毓麟汤。此题为考试重点。

2. 胎萎不长是指妊娠（　　　　）期发生的情况

A. 中晚期　　　　　　　　B. 早期　　　　　　　　C. 临产时

D. 1 个月内　　　　　　　E. 以上均不正确

【正确答案】A

【易错答案】C

【答案分析】妊娠中晚期，孕妇腹形与宫体增大明显小于正常妊娠月份，胎儿存活而生长迟缓者，称为"胎萎不长"。

3. 胎元饮出自（　　　　）

A.《金匮要略》　　　　　　B.《经效产宝》　　　　　　C.《妇人规》

D.《傅青主女科》　　　　　E.《医学衷中参西录》

【正确答案】C

【易错答案】A

【答案分析】胎元饮出自《景岳全书·妇人规》。

4. 胎萎不长又称为（　　）

A. 胎儿宫内发育迟缓　　　　B. 难免流产　　　　　　C. 复发性流产

D. 复杂性流产　　　　　　　E. 胎儿宫内窘迫

【正确答案】A

【易错答案】C

【答案分析】"胎萎不长"西医学称为"胎儿宫内发育迟缓"；"滑胎"西医学称为"习惯性流产"。

（二）多项选择题

1. 胎萎不长属于高危妊娠，如不及时治疗，可致（　　）

A. 胎死腹中　　　　　　　　B. 过期不产　　　　　　C. 胎漏

D. 小产　　　　　　　　　　E. 滑胎

【正确答案】ABD

【易错答案】漏选或错选。

【答案分析】胎萎不长可发展为胎死腹中、小产或过期不产。胎漏、滑胎的定义是考试重点。

2. 胎萎不长的预防与调摄，以下哪项是正确的（　　）

A. 食用高热量，高蛋白的食品　　B. 右侧卧位　　　　　　C. 保持心情舒畅

D. 定期吸氧　　　　　　　　　　E. 定期产前检查

【正确答案】ACDE

【易错答案】AB

【答案分析】孕妇应取左侧卧位，以增加子宫血流量，改善胎盘灌注。其余选项都是孕期的正确做法。

（三）问答题

试述胎萎不长的病因病机。

【正确答案】胎萎不长的主要机制是气血不足以荣养其胎，以致胎儿生长迟缓。主要病因有气血虚弱、脾肾不足、血热和血瘀。气血虚弱，则胎失所养；脾肾不足，则化源不足，胎失所系；邪热灼伤阴血，胎为邪热所伤；瘀血阻滞，损伤冲任，气血不调，胎元失养。

【易错答案】答题不全面。

【答案分析】素体气血不足，或孕后恶阻较重，气血化源不足，或胎漏下血日久耗伤气血，冲任气血不足，胎失所养，以致胎萎不长。素禀肾虚，或孕后房事不节，损伤肾气，胎气内系于肾，肾精不足，胎失所养而生长迟缓，遂致胎萎不长。血热灼伤阴血，胎为邪热所伤，又失阴血的濡养，因而发生胎萎不长。瘀血阻滞冲任胞宫，气血不调，且瘀滞日久伤肾，胎元失养，遂致胎萎不长。

子肿、子晕、子痫

◎ **重点** ◎

1. 子肿、子晕、子痫的定义及辨证论治
2. 子肿、子晕、子痫的病因病机、诊断与鉴别诊断

◎ **难点** ◎

子肿、子晕、子痫的辨证论治

常见试题

（一）单项选择题

1.《医宗金鉴. 妇科心法要诀》云：头面遍身浮肿，小水短少者，属水气为病，故名曰（　　　）

A. 皱脚　　　　　　　　　B. 子气　　　　　　　　　C. 子肿

D. 子满　　　　　　　　　E. 脆脚

【正确答案】C

【易错答案】B

【答案分析】题干是子肿的定义，也是子肿与子气的鉴别要点。妊娠中晚期，孕妇出现肢体面目肿胀者称为子肿。《妇人大全良方》卷十五："妊娠自三月成胎之后，两足自脚面渐肿腿膝以来，行步艰辛，以至喘闷，饮食不美，似水气状，至于脚指间有黄水出者，谓之子气，直至分娩方消。"

2. 脾虚证子肿的主要证候，下列哪项是错误的（　　　）

A. 妊娠数月，面目四肢浮肿　　B. 皮厚而色不变，随按随起　　C. 气短懒言，口淡无味

D. 食欲不振，大便溏薄　　　　E. 舌质胖嫩，边有齿痕

【正确答案】B

【易错答案】A、C

【答案分析】脾虚证妊娠肿胀，妊娠数月，面目四肢水肿，或遍及全身，皮薄光亮，按之凹陷，胸闷气短，口淡纳呆，便溏尿少，舌淡边有齿痕。所以B不是脾虚证子肿的证候，是子气的证候。

3. 子痫的前驱症状，下列哪项是错误的（　　　）

A. 头晕头痛，眼花目眩　　　　B. 上腹不适，胸闷泛恶　　　　C. 面浮肢肿，小便短少

D. 昏不知人，四肢抽搐　　　　E. 烦躁不安，视物模糊

【正确答案】D

【易错答案】B、C

【答案分析】子痫的前驱症状即是先兆子痫的症状，是西医病名，指妊娠24周后，出现水肿、高血压、蛋白尿，并兼有头痛、眩晕、呕吐、上腹不适或视力障碍等称为先兆子痫。妊娠晚期或临产前及新产后，突然发生眩晕倒仆，昏不知人，两目上视，牙关紧闭，四肢抽搐，全身强直，

须臾醒，醒复发，甚至昏迷不醒者，称为子痫，D 是子痫的症状而不是先兆子痫的症状。

4.肾阳虚证子肿的首选方法是（　　）

A.白虎汤　　　　　　　　B.济生肾气丸　　　　　　C.五皮散

D.防己黄芪汤　　　　　　E.左归饮

【正确答案】B

【易错答案】A

【答案分析】子肿的辨证论治是考试重点，脾虚证，治宜健脾利水，方用白术散；肾阳虚证，治宜补肾温阳，化气行水，方用济生肾气丸；气滞证，治宜理气行滞，除湿消肿，方用正气天香散。所以济生肾气丸是肾阳虚证子肿的最佳选方。

5.子痫发生时间哪项是错误的（　　）

A.妊娠晚期　　　　　　　B.妊娠早期　　　　　　　C.临产前

D.分娩后　　　　　　　　E.分娩中

【正确答案】B

【易错答案】C、D、E

【答案分析】子痫多发生在妊娠晚期或临产前，少数发生在分娩中，个别发生于新产后，而不是发生在妊娠早期。

（二）多项选择题

1.子肿的治疗用药应慎用（　　）

A.温燥　　　　　　　　　B.寒凉　　　　　　　　　C.峻下

D.滑利　　　　　　　　　E.利湿

【正确答案】ABCD

【易错答案】漏选或错选。

【答案分析】子肿用药时宜慎用温燥、寒凉、峻下、滑利，因其伤正碍胎。

2.妊娠高血压疾病典型表现是（　　）

A.电解质紊乱　　　　　　B.高血压　　　　　　　　C.蛋白尿

D.水肿　　　　　　　　　E.血红蛋白低于正常

【正确答案】BCD

【易错答案】漏选或错选。

【答案分析】妊娠高血压综合征以高血压、蛋白尿、水肿为典型表现。

（三）问答题

在子肿的治疗过程中如何体现辨证与辨病相结合的原则？

【正确答案】子肿是妊娠高血压疾病的早期症状之一，也是中药治疗的有效时期。该病病机古人多主脾肾阳虚，治以温阳化气行水，限于历史条件，将子肿与子晕、子痫分开对待。但从西医看，妊娠水肿多伴有高血压（先兆子痫），若不辨证与辨病相结合，滥投温阳助火之品，使血压骤升，造成子痫危症，后果不堪设想。妊娠期间，阴血下聚养胎，肝阴不足，相火偏旺，临床实为多见。所以，子肿虽然以脾虚、肾虚立论，但治疗以运化水湿为主，适当加以养血安胎之品，而避免一味温阳助火，以防加重高血压等症。

【易错答案】要点回答不全。

【答案分析】子肿是妊娠高血压疾病的早期症状之一，宜温阳化气行水，根据现代研究看来这样治疗有局限性，故需要辨证与辨病相结合，妊娠水肿多伴有高血压，结合临床综合进行辨证论治。此类型题是考试难点，需将中西医结合探讨。

胎水肿满

◎ 重点 ◎

1. 胎水肿满的定义及辨证论治
2. 胎水肿满的病因病机、诊断与鉴别诊断

◎ 难点 ◎

胎水肿满的辨证论治

常见试题

（一）单项选择题

脾气虚弱证胎水肿满的首选方是（　　　）

A. 五苓散　　　　　　　B. 全生白术散　　　　　　C. 参苓白术散
D. 五皮散　　　　　　　E. 鲤鱼汤

【正确答案】E

【易错答案】B、C

【答案分析】胎水肿满治宜健脾渗湿，养血安胎，方用鲤鱼汤加黄芪、桑白皮或当归芍药散。全生白术散用于治疗子肿。小便不通、遍身浮肿宜选用鲤鱼汤，所以鲤鱼汤是胎水肿满的首选方。

（二）多项选择题

子满的临床表现可见（　　　）

A. 妊娠5~6个月以后　　　B. 腹大异常　　　　　　　C. 胸膈胀满
D. 胎水过多　　　　　　　E. 遍身浮肿，喘不得卧

【正确答案】ABCDE

【易错答案】漏选。

【答案分析】胎水肿满指妊娠5~6个月后出现胎水过多，腹大异常，胸膈胀满，甚或遍身浮肿，喘不得卧。

妊娠小便不通、妊娠小便淋痛

◎ 重点 ◎

1. 妊娠小便不通、妊娠小便淋痛的定义及辨证论治
2. 妊娠小便不通、妊娠小便淋痛的病因病机、诊断与鉴别诊断

◎ 难点 ◎

妊娠小便不通、妊娠小便淋痛的辨证论治

常见试题

（一）单项选择题

1. 湿热下注证妊娠小便淋痛的代表方是（　　）

A. 导赤散 　　　　　　B. 龙胆泻肝汤 　　　　　　C. 加味五淋散

D. 八正散 　　　　　　E. 渗湿汤

【正确答案】C

【易错答案】B、D

【答案分析】湿热下注证妊娠小便淋痛的首选方是加味五淋散。阴虚津亏证，治宜滋阴清热，润燥通淋，方用知柏地黄丸；心火偏亢证，治宜清心泻火，润燥通淋，方用导赤散加玄参、麦冬；湿热下注证，治宜清热利湿，润燥通淋，方用加味五淋散。妊娠小便淋痛的辨证论治是考试重点。

2. 气虚证妊娠小便不通的主方是（　　）

A. 独参汤 　　　　　　B. 举元散 　　　　　　C. 四君子汤

D. 补中益气汤 　　　　E. 益气导溺汤

【正确答案】E

【易错答案】D

【答案分析】益气导溺汤补中益气，导溺举胎，对气虚证小便不通最为适宜。肾虚证，治宜温肾补阳，化气行水，方用肾气丸去牡丹皮、附子，加巴戟天、菟丝子。补中益气汤有补气升提之效，一般用于脏器下垂，不用于小便不通。

3. 肾虚证妊娠小便不通，证见小腹胀满，腰膝酸软，畏寒肢冷，方用肾气丸去牡丹皮、附子，加（　　）

A. 泽泻，茯苓 　　　　B. 山茱萸，山药 　　　　C. 巴戟天，菟丝子

D. 肉桂，枸杞 　　　　E. 猪苓，车前子

【正确答案】C

【易错答案】D

【正确答案】巴戟天、菟丝子温肾行水，对肾虚证小便不通能弥补肾气丸之不足。D 项有温阳滋阴作用，易错选此项。

（二）多项选择题

妊娠小便淋痛的发病机制常见（　　　　）

A. 气虚　　　　　　　　　　B. 肾虚　　　　　　　　　　C. 血热

D. 湿热　　　　　　　　　　E. 阴虚

【正确答案】DE

【易错答案】AC

【答案分析】妊娠小便淋痛的发病机制主要是湿热与阴虚。

（三）问答题

为什么说妊娠小便不通是本虚标实证？

【正确答案】因妊娠小便不通表现出来的是妊娠期间小便不通，小腹胀痛、心烦不得卧，似实证的证候，但其病因是气虚、肾虚引起的胎气下坠，压迫膀胱致膀胱不利，水道不通致溺不得出。而治疗上通过补益中气，升陷举胎或温肾补阳，化气行水达到通利小便的目的。所以说此病为典型本虚标实型。

【易错答案】妊娠小便不通的病机容易答错。

【答案分析】妊娠期间小便不通常兼见小腹急痛，多因孕妇素体虚弱，中气不足，不能上举胞胎，胎位下移，挤压膀胱；或肾气不足，不能温化膀胱之水，以致溺不得出。中气虚者兼见神疲乏力，心悸气短等。故为本虚标实证。此类型题也可见于其他疾病。

（四）论述题

妊娠小便不通与妊娠小便淋痛在病因病机与治疗上有何不同？

【正确答案】

（1）病因病机不同：妊娠小便淋痛，病因总因于热（虚热和实热），机制是热灼膀胱，气化失司，水道不利。妊娠小便不通，病因因于虚（气虚和肾虚），机制是胎气下坠致膀胱不利，水道不通，溺不得出。

（2）治疗上不同：妊娠小便淋痛，治疗以清润为主，不宜过用苦寒通利，以免重耗阴液，有伤胎元。妊娠小便不通，治疗按急则治其标，缓则治其本的原则，以补气提升，助膀胱气化为主。肾虚者温肾助阳，化气行水。气虚者补中益气，升陷举胎，不可妄投通利，以免影响胎元。

【易错答案】要点答不全，容易将病因病机答错。

【答案分析】妊娠期小便淋痛总病机是虚热和实热，故治疗上清润为主，妊娠期小便不通是本虚标实型，故以补气升提为主，但妊娠期用药需注重保胎，不宜大寒大热，不可过用苦寒通利。根据病因病机决定治疗原则，再结合用药禁忌，这样进行鉴别诊断比较全面。

妊娠咳嗽、难产

◎ **重点** ◎

1. 妊娠咳嗽、难产的定义及辨证论治
2. 妊娠咳嗽、难产的病因病机、诊断与鉴别诊断

◎ **难点** ◎

妊娠咳嗽、难产的辨证论治

常见试题

（一）单项选择题

1. 下列除了（　　）外，均属难产发生的主要因素

A. 产力异常　　　　　　B. 产道异常　　　　　　C. 胎儿异常

D. 胎位异常　　　　　　E. 初产孕妇

【正确答案】E

【易错答案】B、C

【答案分析】初产孕妇不是难产发生的主要原因。其余选项均是。

2. 气血虚弱证难产，下列哪一项是错误的（　　）

A. 阵痛剧烈，腹疼不已　　B. 宫缩时间短，间歇时间长

C. 面色苍白，心悸气短　　D. 阴道下血量多，色淡

E. 舌淡苔薄，脉沉细而弱

【正确答案】A

【易错答案】B

【答案分析】气血虚弱证难产以临产前腹痛轻微，宫缩时间短而弱为其特点。

（二）多项选择题

下列病情转归中，正确的是（　　）

A. 子晕——子痫　　　　B. 异位妊娠——癥瘕　　　C. 经间期出血——崩漏

D. 子嗽——小产　　　　E. 胞阻——子痫

【正确答案】ABCD

【易错答案】E

【答案分析】子痫多由子晕发展而来，陈旧性异位妊娠可见癥瘕，经间期出血可发展为崩漏，子嗽严重者可致堕胎、小产，但胞阻可发展为胎漏、胎动不安，不出现子痫。

（三）问答题

在妊娠咳嗽的治疗过程中如何体现治病与安胎并举的原则？

【正确答案】妊娠咳嗽的治疗以清热润肺，化痰止咳为主，重在治肺，兼顾到脾。脾气为气血生化之源，又为生痰之源，因为久咳伤气，气虚不能载胎，有碍胎气之嫌，因而治疗用药上，必须遵循治病与安胎并举原则，一是治咳照顾胎气，一是对有些止咳药如降气、豁痰、滑利等，有可能碍胎之药宜慎用。

【易错答案】要点不全面，妊娠咳嗽重在治肺，容易忽略健脾这方面。

【答案分析】治病与安胎并举时刻贯穿在妊娠病治疗中，肺为储痰之器，脾为生痰之源，故治肺、健脾、安胎，仔细分析，此题答案可全。

第九章　产后病

概述

◎ **重点** ◎

1.产后病的定义、发病机制及治疗原则

2.产后常见病的定义及辨证论治

3.产后病诊断方法及产后用药

◎ **难点** ◎

产后病的治则及辨证论治

常见试题

（一）单项选择题

1.产后三急是指（　　　）

A.产后血晕、产后痉证、产后腹痛

B.产后发热、产后大便难、产后郁冒

C.产后小便不通、产后恶露不绝、产后小便淋痛

D.产后呕吐、腹泻、盗汗

E.产后冲心、冲肺、冲胃

【正确答案】D

【易错答案】A、B、C

【答案分析】产后亡血伤津，患此三病，可重伤津液，导致气阴两亏或阳气浮动，气虚欲脱之证，故三者并见为产后危急重症。ABC选项为产后常见病。

2.下列产后病中，哪些与血瘀无关（　　　）

A.产后腹痛　　　　　　　　B.产后发热　　　　　　　　C.产后恶露不绝

D.产后情志异常　　　　　　E.产后缺乳

【正确答案】E

【易错答案】D

【答案分析】产后缺乳的主要病机是乳汁生化不足或乳络不畅所致，故与血瘀无关。明代《万氏妇人科》曰："产后虚弱，败血停积，闭于心窍，神志不能明了，故多昏馈。又心气通于舌，心气闭则舌强不能语也，七珍散主之。"指产后瘀血不下，败血上冲，致神不守舍，精神离散，出现产后抑郁。

3. 古人谓"弥月"是指（　　）

A. 产后一月　　　　　　B. 产后二月　　　　　　C. 产后百日

D. 产后十日　　　　　　E. 产后一月半

【正确答案】A

【易错答案】C

【答案分析】弥月，形容水深满貌，即满。此处为满月，与题干相符。产后一月是小满月，产后三月指大满月。

4. 产后三冲是指（　　）

A. 产后血晕、产后痉证、产后腹痛

B. 产后痉、产后大便难、产后郁冒

C. 产后小便不通、产后恶露不绝、产后小便淋痛

D. 产后呕吐、腹泻、盗汗

E. 产后冲心、冲肺、冲胃

【正确答案】E

【易错答案】C

【答案分析】产后三冲是指冲心、冲肺、冲胃。

5. 产后三病是指（　　）

A. 产后血晕、产后痉证、产后腹痛

B. 产后痉、产后大便难、产后郁冒

C. 产后小便不通、产后恶露不绝、产后小便淋痛

D. 产后呕吐、腹泻、盗汗

E. 产后冲心、冲肺、冲胃

【正确答案】B

【易错答案】E

【答案分析】产后三病是指一病痉、二病郁冒、三病大便难。

6. 产褥期一般为（　　）周

A. 6 周　　　　　　　　B. 3 周　　　　　　　　C. 10 周

D. 1 周　　　　　　　　E. 7 周

【正确答案】A

【易错答案】E

【答案分析】产褥期为 6~8 周,一般为 6 周。

(二)多项选择题

1. 下列哪些均为产后病的主要发病机制(　　　)

A. 亡血伤津　　　　　　B. 元气受损　　　　　　C. 瘀血内阻

D. 多虚多瘀　　　　　　E. 外感六淫或饮食房劳所伤

【正确答案】ABCE

【易错答案】漏选或错选。

【答案分析】由于分娩用力,产创出血,产时用力耗气,产后操劳过早等易致亡血伤津,元气受损;分娩后余血浊液停滞胞宫,易致瘀血内阻;产后百节空虚,易受外感或饮食房劳所伤。多虚多瘀是病机特点的概括。

2. 产后病的常用治法主要有(　　　)

A. 补虚化瘀　　　　　　B. 清热解毒　　　　　　C. 益气固表

D. 调理肾肝脾　　　　　E. 勿忘于产后,勿拘于产后

【正确答案】ABCD

【易错答案】漏选或错选。

【答案分析】根据多虚多瘀的病机,本着"勿拘于产后,亦勿忘于产后"的原则,常用的治法有补虚化瘀、清热解毒、益气固表、调理肾肝脾等。

3. 下列哪些疾病与产后亡血伤津有关(　　　)

A. 产后血晕　　　　　　B. 产后血劳　　　　　　C. 产后痉证

D. 产后抑郁　　　　　　E. 产后乳汁自出

【正确答案】ABCD

【易错答案】漏选或错选。

【答案分析】产后乳汁自出乃胃气不固、摄纳失常或肝气郁结、通乳外溢所致,与失血伤津无关。

4. 下列哪些疾病为产后危急重症(　　　)

A. 产后腹痛　　　　　　B. 产后发热　　　　　　C. 产后血劳

D. 产后痉证　　　　　　E. 产后血晕

【正确答案】BDE

【易错答案】漏选或错选。

【答案分析】产后发热类似西医学的产褥感染,产后痉证与西医学的抽搐症和产后破伤风相似。产后破伤风变化迅速,若抢救不及时可危及产妇生命。产后血晕可与西医学的"产后出血"和"羊水栓塞"互参。尤其是产后发热、产后出血均为产妇死亡重要原因,故为产后危急重症。

5. 下列哪些疾病与元气受损有关（　　　）

A. 产后恶露不绝　　　　　B. 产后血劳　　　　　C. 产后抑郁

D. 产后痉证　　　　　E. 产后汗症

【正确答案】ABE

【易错答案】漏选或错选。

【答案分析】由于产时用力耗力或失血过多，气随血耗，气虚失摄，而致冲任不固，故可致恶露不绝、产后汗症、产后血劳。其他均与元气亏损无关。

6. 产后三禁的内容（　　　）

A. 禁大汗　　　　　B. 禁峻下　　　　　C. 禁通利小便

D. 禁过劳　　　　　E. 禁情志过激

【正确答案】ABC

【易错答案】DE

【答案分析】产后三禁的内容为：禁大汗以防亡阳、禁峻下以防亡阴、禁通利小便以防亡津液。

7. 产后三审的内容（　　　）

A. 审小腹　　　　　B. 审大便　　　　　C. 审乳汁

D. 审饮食　　　　　E. 审小便

【正确答案】ABCD

【易错答案】E

【答案分析】产后三审的内容为：先审小腹痛与不痛，以便有无恶露的停滞；次审大便通与不通，以验津液的盛衰；再审乳汁行与不行和饮食的多少，以察胃气的强弱。

（三）问答题

简述治疗产后病的原则及选方用药需注意什么？

【正确答案】治疗原则："勿拘于产后，勿忘于产后"。

选方用药需注意：行气勿过于耗散，化瘀勿过于攻逐，时时照顾胃气，消导兼顾扶脾。寒证不宜过于温燥，热证不宜过于寒凉。解表不过于发汗，攻里不过于削伐。掌握补虚不滞邪，攻邪不伤正，勿犯虚虚实实之戒。产后三禁：禁汗，禁下，禁利小便。

【易错答案】要点不全面。

【答案分析】根据产后病亡血伤津、多虚多瘀的特点，应细心体验，针对病性，虚则补，实则攻，寒则温，热则清。在用药上酌情补气养血与活血化瘀，但应注意逐瘀不可伤正，补虚不可留瘀，临床产后病多因气阴耗伤、阴血亏损，故用药上多偏重益气养阴补血，酌情适当配伍理气活血化瘀之品，兼以养阴敛汗。但还应结合产妇的体质、病在气分或血分、是虚是实而辨证用药。行气勿过耗散；消导应兼扶脾；寒证不宜过用温燥；热证不宜过用寒凉。

产后血晕、产后痉证

◎ 重点 ◎

1. 产后血晕、产后痉证的定义、诊断及鉴别诊断
2. 产后血晕、产后痉证的辨证论治
3. 产后血晕、产后痉证的病因病机

◎ 难点 ◎

产后血晕、产后痉证的辨证论治及鉴别诊断

常见试题

（一）单项选择题

1. 产后血晕辨证以（　　）为纲

A. 阴阳　　　　　　　　B. 寒热　　　　　　　　C. 虚实

D. 表里　　　　　　　　E. 气血

【正确答案】C

【易错答案】A、B、D

【答案分析】产后血晕的病机主要是血虚气脱和瘀阻气闭，故辨证应以虚实为纲。

2. 治疗产后血晕瘀阻气闭证的代表方剂是（　　）

A. 夺命散　　　　　　　B. 参附汤　　　　　　　C. 生化汤

D. 桃红四物汤　　　　　E. 清魂散

【正确答案】A

【易错答案】B

【答案分析】夺命散功效行血逐瘀，原方主治血瘀气逆之闭症，且药少而效捷，故是产后血晕瘀阻气闭证的最佳方剂。参附汤用于血虚气脱证。急以补气固脱，输液输血，尽快补充血容量，并急煎参附汤回阳救逆，必要时鼻饲。

3. 产后血晕属（　　）范畴

A. 产后三病　　　　　　B. 产后三冲　　　　　　C. 产后三急

D. 产后三禁　　　　　　E. 产后热病

【正确答案】B

【易错答案】A

【答案分析】产后血晕是产科的急危重症，故属古人所指的"三冲"范畴。产后三病是，一者病痉，二者病郁冒，三者大便难。三冲是冲心、肺、胃。三急是呕吐、盗汗、泄泻。

4.产后痉证与产后子痫的鉴别要点是（　　　）

　　A. 是否发生在产后 24 小时之内

　　B. 是否意识清楚

　　C. 是否四肢抽搐

　　D. 既往是否有高压病史

　　E. 是否有项背强直，角弓反张

【正确答案】B

【易错答案】A、C、D、E

【答案分析】意识清楚与否是两者鉴别要点，产后痉证意识清楚，产后子痫意识不清。症状二者均可共见。

5.治疗产后痉证阴血亏虚证首选方剂是（　　　）

　　A. 三甲复脉汤　　　　　　B. 玉真散　　　　　　C. 生化汤

　　D. 清魂散　　　　　　　　E. 肠宁汤

【正确答案】A

【易错答案】B

【答案分析】三甲复脉汤功效滋阴养血，柔肝息风。因此是治疗阴血亏虚证产后痉证的首选方剂。玉真散加僵蚕适用于感染邪毒证。急症者，须中西医结合抢救，首选解痉、镇静药物控制抽搐，可配合针灸，做好护理。

（二）多项选择题

1.产后血晕的病机是（　　　）

　　A. 血虚气脱　　　　　　B. 瘀阻气闭　　　　　　C. 孤阳独亢

　　D. 感染邪毒　　　　　　E. 寒客胞中

【正确答案】AB

【易错答案】漏选或错选。

【答案分析】产后血晕病机分虚实两端，分为血虚气脱及瘀阻气闭。

2.关于产后痉证防治，下列说法中正确的是（　　　）

　　A. 对产后痉证的预防应提高手术质量，减少分娩过程中的出血

　　B. 免疫接种破伤风类病毒是预防产后痉证的有效方法

　　C. 在接产过程中严格执行无菌操作

　　D. 产后痉证的治疗在临床中应首辨其寒热，而后立法施治

　　E. 产后痉证患者用药不可过用辛温之品，以防燥血伤津，致生他变

【正确答案】ABCE

【易错答案】漏选或错选。

【答案分析】D 项错误在于产后痉证在临证中应辨虚实，而后立法。

3. 产后血晕可出现的临床症状有（　　　）

A. 痰涌气急　　　　　　　　B. 心胸满闷　　　　　　　　C. 角弓反张

D. 口噤神昏　　　　　　　　E. 头晕眼花

【正确答案】ABDE

【易错答案】漏选或错选。

【答案分析】角弓反张是产后痉证的表现。产妇分娩后突然头晕眼花，不能起坐，或心胸满闷，恶心呕吐，痰涌气急，心烦不安，甚则神昏口噤，不省人事，称为"产后血晕"。产褥期内，突然发生四肢抽搐，项背强直，甚则口噤不开，角弓反张者，称为"产后痉证"。根据定义即可鉴别。

产后发热

◎ 重点 ◎

1. 产后发热的定义

2. 产后发热的辨证论治

◎ 难点 ◎

1. 感染邪毒型产后发热的急症处理

2. 产后发热的病因病机及其转归

3. 产后发热的辨证论治

常见试题

（一）单项选择题

1. 感染邪毒证产后发热的首选方是（　　　）

A. 解毒活血汤　　　　　　　B. 四妙勇安汤　　　　　　　C. 五味消毒饮合失笑散加味

D. 大黄牡丹汤　　　　　　　E. 保阴煎

【正确答案】A

【易错答案】C

【答案分析】五味消毒饮清热解毒排脓，失笑散活血化瘀。解毒活血汤的主要功效是清热解毒，凉血化瘀，容易混淆。

2. 产后外感暑热，首选方是（　　　）

A. 王氏清暑益气汤　　　　　B. 清营汤送服安宫牛黄丸　　C. 犀角地黄丸

D. 白虎加人参汤　　　　　　E. 竹叶石膏汤

【正确答案】A

【易错答案】D、E

【答案分析】外感暑热产后发热首选方是王氏清暑益气汤。功效清暑益气，养阴生津，故答案应选 A。D、E 两个选项主要功效是清气分热。

3. 下列哪项不符合产后发热的病因病机（　　　）

A. 产后胞脉空虚，邪毒乘虚，直犯胞宫，正邪相争

B. 产后元气受损，正气较虚，易感外邪

C. 败血停滞，营卫不通

D. 阴血骤虚，阳无所附，阳气浮散

E. 经脉不通，营卫不和

【正确答案】E

【易错答案】A、B、C、D

【答案分析】经脉不通，营卫不和，与产后"正气易虚，易感病邪，易生瘀滞"的特殊生理状态有关，也会出现发热，但不是导致产后发热的直接原因，故答案应选 E。本题目主要考察记忆难点，病因病机容易记混，应该熟记才能正确答题。

4. 产后产创出血，护理不当，邪毒乘虚而入，直窜筋脉可致（　　　）

A. 产后腹痛　　　　　　　　　B. 产后发热　　　　　　　　　C. 产后血晕

D. 产后痉证　　　　　　　　　E. 产后恶露不绝

【正确答案】D

【易错答案】A、B

【答案分析】产后邪毒乘虚入侵，直窜经脉，以致经脉拘急，项背强直，角弓反张而致产后痉证，故答案应选 D。此题出自本节，容易误导考生选成产后发热，此外邪毒直窜经脉，亦可能产生腹痛，但斟酌选项，产后痉证为最佳答案。

5. 某产妇，新产后持续发热，小腹疼痛剧烈，拒按，恶露排出不畅，秽臭如脓，烦渴引饮，大便燥结，舌紫暗，苔黄燥，脉弦数。最佳选方是（　　　）

A. 五味消毒饮　　　　　　　　B. 解毒活血汤加金银花、黄芩

C. 清营汤　　　　　　　　　　D. 大黄牡丹汤加败酱草、红藤、益母草

E. 清宫汤送服安宫牛黄丸

【正确答案】B

【易错答案】A

【答案分析】辨证为热毒互结胞中所致产后发热。故最佳处方是解毒活血汤加金银花、黄芩。功效为清热解毒，凉血化瘀，故答案应选 B。此题考查产后发热的辨证论治，此证属于感染邪毒证的发展，如果对教材本内容掌握不熟悉，容易误选 A。

（二）多项选择题

1. 产后热入营血，治宜清热解毒、凉血养阴。可选下列哪些方法治疗（　　　）

A. 清营汤加味　　　　　　　　B. 清开灵注射液静脉滴注　　　C. 加强营养

D. 纠正水电解质紊乱　　　　　E. 小柴胡汤

【正确答案】ABCD

【易错答案】漏选或多选。

【答案分析】邪毒内传，热入营血乃邪毒感染病情进一步发展，为危重症之一。为救治患者，需采用中西医结合治疗，防止病情发展，故可用清营汤加味清热解毒、醒脑开窍，并给予营养，纠正水电解质紊乱。小柴胡汤适用于少阳产后发热，故答案应选ABCD。本题目考查产后发热热入营血的急症处理，是记忆难点，容易出现漏选的情况。

2. 产后发热的常见病因病机有（　　　）

A. 感染邪毒　　　　　　　B. 外感　　　　　　　　C. 血瘀

D. 血虚　　　　　　　　　E. 气虚

【正确答案】ABCD

【易错答案】多选E。

【答案分析】产后发热的生理特点是多虚多瘀，故常见病因病机有感染邪毒、外感、血瘀、血虚，而产后正气虚不是直接病因病机，本题目为记忆难点，故答案应选ABCD。

3. 下列哪几项属于产后发热的范畴（　　　）

A. 产褥期内发热持续不退　　B. 产褥期内突然高热寒战　　C. 产后1~2日内轻微发热

D. 产后3~4日泌乳期低热　　E. 以上均不正确

【正确答案】AB

【易错答案】CD

【答案分析】产褥期内，出现发热持续不退，或突然高热寒战，并伴有其他症状者，称为"产后发热"。如产后1~2日内，由于阴血骤虚，阳气外浮，而见轻微发热，无其他症状者，此乃营卫暂时失于调和，一般可自行消退，属正常生理现象。产后3~4天泌乳期见低热，可自然消失，俗称"蒸乳"，不属病理范畴。

（三）问答题

产后发热的辨证要点是什么？

【正确答案】产后发热辨证主要根据发热的特点、恶露、小腹疼痛性质以及伴随的全身症状。

（1）邪毒感染证：产后发热恶寒，或高热寒战，恶露初时量多，继则量少，色紫暗，质如败酱，其气臭秽，小腹疼痛拒按，心烦口渴，舌红，苔黄，脉数有力；

（2）外感证：①风寒证：产后恶寒发热，头痛身疼，鼻塞流涕，舌淡苔薄，脉浮紧。②风热证：产后发热，微汗或汗出恶风，头痛，咳嗽或有黄痰，恶露正常，无下腹痛，舌红，苔薄黄，脉浮数；

（3）血瘀证：产后乍寒乍热，恶露不下，下亦量少，色紫暗有块，小腹疼痛拒按，舌紫暗，或有瘀点、瘀斑，苔薄，脉弦涩有力；

（4）血虚证：产时、产后失血过多，身有微热，头晕眼花，心悸少寐，恶露或多或少，色淡质稀，小腹绵绵作痛，舌淡红，苔薄白，脉细弱。

【易错答案】辨证要点书写不全。

【答案分析】产后发热的辨证分为邪毒感染、外感发热、血瘀发热和血虚发热四型，此题为本节的记忆重点和难点，容易答题遗漏。

产后腹痛

◎ 重点 ◎

1. 产后腹痛的定义

2. 产后腹痛的辨证论治

◎ 难点 ◎

1. 产后腹痛的病因病机

2. 产后腹痛的治疗原则及用药特点

常见试题

（一）单项选择题

1. 产后腹痛气血两虚证的首选方（　　　）

A. 八珍汤　　　　　　　　B. 肠宁汤　　　　　　　　C. 当归建中汤

D. 泰山磐石散　　　　　　E. 人参养营汤

【正确答案】B

【易错答案】A、C、D、E

【答案分析】肠宁汤为傅青主治疗产后血虚肠燥之产后少腹痛主方。本方养血益阴，补气生津，切中病机。此外可选择当归生姜羊肉汤，故答案应选B。其他四个选项均有气血双补的作用，但是侧重治疗功效不同，不符合本题题意。

2. 产后腹痛瘀滞子宫证最佳选方是（　　　）

A. 少腹逐瘀汤　　　　　　B. 散结定痛汤　　　　　　C. 生化汤加味

D. 补血定痛汤　　　　　　E. 血府逐瘀汤

【正确答案】C

【易错答案】A

【答案分析】辨证为瘀滞子宫，生化汤加味活血化瘀，温经止痛，寓攻于补之中。化瘀血，生新血，血行流畅，通则不痛。此为傅青主治疗产后瘀血之方。少腹逐瘀汤亦有活血祛瘀，温经止痛之功效。本题主要考察对于辨证论治的记忆，故答案应选C。

3. 某患者，24岁，新产后一周小腹隐隐作痛，数日不止，喜按喜揉，恶露量少，色淡红，质稀无块，面色苍白，头晕，眼花，心悸。舌淡，苔薄白，脉细弱。最佳治法是（　　　）

A. 补血益气，温经止痛　　　　B. 补血养血，化瘀止痛　　　　C. 补血益气，缓急止痛

D. 补血益气，暖宫止痛　　　　E. 温经散寒，化瘀止痛

【正确答案】C

【易错答案】A、B、D

【答案分析】辨证为气血两虚证产后腹痛。最佳治法是补血益气，缓急止痛，患者不存在血瘀及寒象，故答案应选C。

4. 一产妇分娩后感觉小腹疼痛，拒按，得热痛减，恶露量少，涩滞不畅，色暗有块，块下痛减，面色青白，四肢不温。舌质紫暗，脉沉紧。最佳治法是（　　　）

A. 温经散寒，化瘀止痛　　　　B. 理气行滞，活血化瘀　　　　C. 活血化瘀，温经止痛

D. 养血活血，缓急止痛　　　　E. 温经散寒，理气行滞

【正确答案】C

【易错答案】A

【答案分析】辨证为瘀滞子宫证产后腹痛。最佳治法是活血化瘀，温经止痛，A选项未涉及到活血，故答案应选C。

5. 产后腹痛又称为（　　　）

A. 儿枕痛　　　　　　　　　　B. 阻病　　　　　　　　　　　C. 子病

D. 病儿　　　　　　　　　　　E. 胞阻

【正确答案】A

【易错答案】B、E

【答案分析】产后腹痛别名称为"儿枕痛"。

（二）多项选择题

1. 产后腹痛的常见病因有（　　　）

A. 产后失血过多　　　　　　　B. 素体虚弱，气血不足　　　　C. 起居不慎，感受风寒

D. 胎盘胎膜残留子宫　　　　　E. 情志不畅，气滞血瘀

【正确答案】ABCDE

【易错答案】漏选。

【答案分析】产后腹痛常见病因有气血两虚，瘀滞子宫和寒凝血瘀。产后失血过多，素体虚弱，气血不足，则失血过多，气亦虚衰，而致气血两虚，滞而为痛；产后多汗，起居不慎，感受风寒，血为寒凝，胎盘胎膜残留，或情志不畅，气滞血瘀；外感寒邪，内伤生冷均可致瘀滞子宫，不通则痛，故答案应选ABCDE。

2. 下列哪些症状属于产后腹痛的诊断要点（　　　）

A. 腹痛呈阵发性　　　　　　　B. 腹痛发生在新产后　　　　　C. 腹痛的部位在小腹部

D. 不伴寒热　　　　　　E. 常伴恶露的异常

【正确答案】ABCDE

【易错答案】漏选。

【答案分析】所有症状与诊断相符，切合题干，故答案应选 ABCDE。

（三）问答题

1.产后腹痛的治疗原则及用药特点是什么？

【正确答案】治疗原则：补虚化瘀，调畅气血为主。虚者补而调之，实者通而调之。用药特点：药贵平和。补虚不可碍实，泻实不可伤正，忌用攻下破血之品。

【易错答案】用药特点记忆不全。

【答案分析】本病主要病机是气血运行不畅，且产后多虚多瘀，故治疗原则为补虚化瘀，调畅气血为主。产后病的特点也决定了用药特点。此外，结合 B 超等辅助检查，如有宫腔残留，选择手术清除是较好的选择。

2.为什么说产后腹痛的发生和新产后子宫缩复及产妇身体状态有关？

【正确答案】分娩后，胎儿、胎衣俱下，子宫由藏而泻，并由妊娠期的膨满恢复呈空虚状态，加之子宫缩复，排出浊液，子宫在此一藏一泻过程中，气血变化急剧。若产妇体健，多可适应；若素体虚弱或产时失血过多，产后调摄不当，而致气血两虚，胞脉失于濡养，则不荣则痛；或产后感寒，情志不畅导致寒凝血瘀，气滞血瘀；或胎衣胎盘残留，瘀滞子宫而致不通则痛。所以新产后腹痛的发生与新产后子宫缩复及产妇身体状态有关。

【易错答案】无法深入理解题意，导致无法从病因病机演变上解答题目。

【答案分析】本题主要还是考察对产后腹痛病因病机的掌握，既往体健的妇女对于产后气血的变化可以适应，但是也有无法适应的，便出现产后腹痛。子宫的缩复决定宫内妊娠组织物的排出，如果无法顺利排出或者排出不全，亦会导致产后腹痛的发生。

产后恶露不绝

◎ **重点** ◎

1.产后恶露不绝的定义

2.产后恶露不绝的诊断及鉴别诊断

3.产后恶露不绝的辨证论治

◎ **难点** ◎

1.产后恶露不绝的病因病机及转归

2.产后恶露不绝的辨证论治

常见试题

（一）单项选择题

1.产后恶露不绝的主要病机是（　　）

A.气虚、血热、血瘀　　　　B.气虚、血虚、血瘀　　　　C.气虚、血虚、血热

D.气虚、血虚、寒湿　　　　E.以上都不是

【正确答案】A

【易错答案】B、C、D

【答案分析】产后恶露不绝主要是由气虚失摄、血热迫血妄行或瘀血阻滞所致，血虚不是产后恶露不绝的病因，故答案应选A。

2.治疗血瘀所致产后恶露不绝的代表方是（　　）

A.少腹逐瘀汤　　　　B.生化汤　　　　C.膈下逐瘀汤

D.失笑散　　　　E.逍遥散

【正确答案】B

【易错答案】A、C、D

【答案分析】生化汤是治疗产后血瘀所致恶露不绝的代表方，A、C、D均能活血化瘀，但是主要不是治疗产后恶露不绝，故答案应选B。

3.产后恶露不绝的辨证要点是（　　）

A.根据恶露的量、色、质、气味

B.根据恶露持续时间

C.根绝恶露的色、质和持续时间

D.根据恶露的量、质、气味

E.根据恶露的色、质、气味

【正确答案】A

【易错答案】E

【答案分析】产后恶露不绝，应以恶露的量、色、质、气味为辨证要点，持续时间不是辨证要点，故答案应选A。

（二）多项选择题

治疗产后恶露不绝的方剂有（　　）

A.补中益气汤　　　　B.生化汤　　　　C.大补元煎

D.逍遥散　　　　E.保阴煎

【正确答案】ABE

【易错答案】多选CD

【答案分析】本题主要考查对于产后恶露不绝的辨证论治的记忆，产后恶露不绝分气虚、血瘀和血热三证。其治疗方药分别是补中益气汤、生化汤、保阴煎，故答案应选 ABE。

（三）问答题

简述产后恶露不绝的辨证分型、治法及代表方剂。

【正确答案】产后恶露不绝的辨证分型、治法及代表方剂：

（1）气虚证，治法：益气摄血固冲。代表方剂：补中益气汤加阿胶、艾叶、乌贼骨。

（2）血瘀证，治法：活血化瘀，理血归经。代表方剂：生化汤加益母草、茜草、三七、蒲黄。

（3）血热证，治法：养阴清热，凉血止血。代表方剂：保阴煎加煅牡蛎、地榆。

【易错答案】常见错误为分型、代表方剂记忆不清。

【答案分析】本题为常见考点，也是本节的重点、记忆难点，在记清分型的同时，要记住各个分型所用的代表方。

（四）论述题

试述产后恶露不绝的诊断依据。

【正确答案】产后恶露不绝的诊断依据包括：

（1）病史：体质素弱；或产时感邪、操作不洁；或有产程过长、胎盘胎膜残留、产后子宫复旧不良等病史。

（2）临床表现：胎盘娩出后，阴道排出的血性恶露持续 10 天以上仍淋漓不尽。产后恶露，日久不尽，量或多或少，色淡红、暗红或紫红，或可有恶臭味，可伴神疲懒言、气短乏力、小腹空坠；出血多时可伴有贫血，严重者可致昏厥。

（3）检查：①妇科检查：子宫大而软，宫口松弛，有时可见残留胚胎组织。仔细检查软产道，及时发现软产道损伤。②辅助检查：血象呈贫血或有炎性改变，超声检查获可发现宫腔内有残留物。

【易错答案】临床表现回答不全面，易忘记辅助检查。

【答案分析】诊断依据主要从病史、临床表现和辅助检查三个方面进行回答。病史比较容易记忆，临床表现容易记忆不全，可以根据其病因病机来推断其具体临床表现。检查方面除了妇科检查，不要忘记辅助检查，如常规病理，或者 B 超检查等。

产后身痛

◎ **重点** ◎

1.产后身痛的定义

2.产后身痛的辨证论治

◎ **难点** ◎

1.产后身痛的病因病机

2. 产后身痛的辨证论治

3. 产后身痛的鉴别诊断

常见试题

（一）单项选择题

1. 产后身痛血瘀证的最佳选方是（　　）

A. 少腹逐瘀汤　　　　　　B. 血府逐瘀汤　　　　　　C. 身痛逐瘀汤

D. 膈下逐瘀汤　　　　　　E. 生化汤加味

【正确答案】C

【易错答案】A、B、D

【答案分析】辨证为血瘀证产后身痛。产后多瘀多虚，瘀阻经脉关节，故身痛，身痛逐瘀汤养血活血，化瘀除湿，使瘀祛、湿除、痛止，A、B、D 均有活血化瘀之效，但是针对病位有所区别，故答案应选 C。

2. 产后身痛外感证的最佳选方是（　　）

A. 参苏饮　　　　　　　　B. 防风汤　　　　　　　　C. 独活寄生汤

D. 趁痛散　　　　　　　　E. 人参败毒散

【正确答案】C

【易错答案】B、D

【答案分析】辨证为外感证产后身痛。产后百脉空虚，营卫失调，外邪乘虚而入，独活寄生汤祛风散寒除湿以祛邪，补气血益肝肾以扶正，可达扶正祛邪之功，答案 B、D 亦可治疗此产后身痛汗蒸，但不是最佳选方，故答案应选 C。

3. 产后身痛血虚证的最佳选方是（　　）

A. 人参养荣汤　　　　　　B. 黄芪桂枝五物汤　　　　C. 八珍汤

D. 当归补血汤　　　　　　E. 十全大补汤

【正确答案】B

【易错答案】A

【答案分析】辨证为血虚证产后身痛。黄芪桂枝五物汤养血益气、温经通络止痛，气血足，经络通，则身痛自愈。另外四个选项均有补血作用，但是无止痛之效，故答案应选 B。

4. 肾虚证产后身痛的最佳选方是（　　）

A. 金匮肾气丸　　　　　　B. 归肾丸　　　　　　　　C. 左归丸

D. 养荣壮肾汤　　　　　　E. 右归丸

【正确答案】D

【易错答案】A、B、C、E

【答案分析】辨证为肾虚证产后身痛。肾主系胞，因产伤损肾气，故身痛。养荣壮肾汤补肾活血，强腰壮骨，故治身痛，另外四个选项均有补肾之功，但对于产后身痛非最佳选方，故答案应选 D。

5.一产妇分娩数日后，肢体关节疼痛，屈伸不利或痛无定处或冷痛剧烈，宛如针刺，得热则舒，伴恶寒怕风，脉濡细，最佳选方是（　　　）

A.黄芪桂枝五物汤　　　　B.独活寄生汤　　　　C.防风汤

D.身痛逐瘀汤　　　　　　E.趁痛散

【正确答案】B

【易错答案】C、E

【答案分析】辨证为风寒产后身痛。最佳选方是独活寄生汤，祛风散寒除湿，补气血、益肝肾以扶正，C、E 不是最佳选方，故答案应选 B。

6.一妇人产后遍身关节酸楚、疼痛、肢体麻木，面色萎黄，头晕，心悸，舌淡，苔薄，脉细弱。最佳治法是（　　　）

A.养血活血，温阳通络　　　B.舒肝养血，通络止痛　　　C.补血益气，温络止痛

D.养血温中，通络止痛　　　E.养血滋阴，通络止痛

【正确答案】C

【易错答案】A

【答案分析】辨证为血虚证产后身痛。最佳治法是补血益气，通络止痛，无血瘀表现，不需活血，故答案应选 C。

7.一产妇产后身痛，尤以下肢疼痛，麻木，发硬，重着，肿胀明显，屈伸不利，恶露量少，色紫暗有血块，小腹疼痛，拒按，舌暗，苔白，脉弦涩，治宜（　　　）

A.活血化瘀，通络止痛　　　B.温经散寒，化瘀止痛　　　C.养血行气，缓急止痛

D.益气行气，缓急止痛　　　E.养血活络，行瘀止痛

【正确答案】E

【易错答案】A

【答案分析】辨证为血瘀证产后身痛。最佳治法是养血活络，行瘀止痛，产后多虚，不可只活血而不养血，故答案应选 E。

（二）多项选择题

1.可致产后身痛和产后腹痛共同的病机有（　　　）

A.外感　　　　　　　　　B.血虚　　　　　　　　　C.气虚

D.血瘀　　　　　　　　　E.热结

【正确答案】BD

【易错答案】多选 A

【答案分析】血虚不能濡养经脉关节可致身痛，不能濡养胞脉冲任故小腹痛。血瘀瘀阻肢体关节故身痛，血瘀阻滞胞脉故腹痛，外感可导致产后身痛，但不是产后腹痛的病因，故答案应

选 BD。

2. 下列哪些原因可致产后身痛（　　　）

A. 产后失血过多　　　　　　B. 产后感受风寒湿邪　　　　C. 素体肾虚，复因产伤

D. 产后护理不洁　　　　　　E. 产后饮食失常

【正确答案】ABC

【易错答案】多选 DE 或漏选。

【答案分析】产后失血过多，经脉失于濡养；产后百脉空虚，营卫失调，外邪乘虚而入，稽留关节肢体。素体肾虚，复因产伤伤肾，均可致产后身痛。本题考查对于病因的掌握，如果记忆不熟练，则会多选或漏选，故答案应选 ABC。

3. 产后身痛若失治误治，日久不愈可致（　　　）

A. 关节肿胀不消，屈伸不利　　B. 僵硬变形　　　　　　　　C. 肌肉萎缩

D. 痿痹残疾　　　　　　　　E. 半身不遂

【正确答案】ABCD

【易错答案】多选 E

【答案分析】产后身痛日久不愈，经脉气血瘀阻甚，故成虚实夹杂证，半身不遂多为中风后遗症，不属于产后身痛的转归，故答案应选 ABCD。

（三）问答题

简述产后身痛与痿证的鉴别。

【正确答案】产后身痛与痿证二者症状均在肢体关节。产后身痛以肢体关节疼痛、重着、屈伸不利为主，有时兼有麻木不仁或肿胀，大多无瘫痪表现；痿证则以肢体痿弱不用，肌肉瘦削为特点，且无痛感。

【易错答案】对于产后身痛和痿证的症状记忆不清。

【答案分析】鉴别诊断为记忆难点。产后身痛继续发展，会出现痿证的表现，比如肢体痿弱不用，肌肉瘦削，但两者的主要区别是痿证一般无疼痛表现，这点需要记忆清晰。

（四）论述题

如何理解《沈氏女科辑要笺正》对产后身痛提出的"此证多血虚，宜滋养，或有风寒湿三气杂至之痹，以养血为主，稍参宣络，不可峻投风药"的临床意义。

【正确答案】产后身痛主要是因为产后营血亏虚，经脉失养，故产后多虚。由于体虚，故有产后四肢百骸空虚之谓。若起居不慎，则风寒湿邪乘虚而入。故本病以内伤气血为主，而兼有风寒湿瘀。临床往往表现为本虚标实，故本病与一般痹症不同，根据治病求本的基本原则，则以养血益气补肾为主，兼以祛邪。但祛邪之时不可峻投风药，因风药多为辛温走窜之品，只可稍参祛风通络之品。过量则必耗伤气血，若重伤气血，则犯虚虚实实之戒。

【易错答案】对于病因病机及用药原则的认识不够深入。

【答案分析】本题考查的知识点是产后身痛的病因病机及用药原则。产后多虚，且易感外邪，所以用药时在祛邪的同时兼以扶正。多虚的特点也决定通络之品用量宜轻。

产后自汗、盗汗

◎ **重点** ◎

1.产后自汗、盗汗的定义

2.产后自汗、盗汗的诊断及鉴别诊断

3.产后自汗、盗汗的辨证论治

◎ **难点** ◎

1.产后自汗、盗汗的病因病机及转归

2.产后自汗、盗汗的辨证论治

常见试题

（一）单项选择题

1.产后自汗气虚证的代表方是（　　　）

A.黄芪散　　　　　　　　B.生脉散　　　　　　　　C.玉屏风散

D.补中益气汤　　　　　　E.黄芪汤

【正确答案】E

【易错答案】A

【答案分析】黄芪汤以黄芪为君，有益气固表止汗之功，而A选项容易误选，主要治疗虚劳，故答案应选E。

2.产后汗证的诊断依据是（　　　）

A.据产褥期中汗出过多，即可诊断本病

B.据产褥期中汗出持续时间过长，即可诊断本病

C.据产褥期中汗出过多，或持续时间过长，可诊断本病

D.据汗出过多，或持续时间过长，或寐中出汗，醒后即止，即可诊断本病

E.据产褥期中汗出过多，或持续时间过长，或寐中出汗，醒后即止，即可诊断本病

【正确答案】E

【易错答案】A

【答案分析】产后汗证的诊断依据是：产褥期中出汗过多，或持续时间过长，或寐中出汗，醒后即止，其他四个选项均不全面，故答案应选E。

3.生脉散加煅牡蛎、浮小麦、山茱萸、糯稻根以治（　　）

A.产后盗汗　　　　　　　　B.产后自汗　　　　　　　C.产后乳汁自出

D.产后抑郁　　　　　　　　E.产后恶露不绝

【正确答案】A

【易错答案】B

【答案分析】生脉散益气养阴，煅牡蛎、浮小麦、山茱萸、糯稻根固表止汗，共治产后盗汗，容易错选产后自汗，产后自汗选方为黄芪汤，故答案应选A。

（二）多项选择题

产后汗证的主要证型是（　　）

A.气虚产后自汗　　　　　　B.阳虚产后自汗　　　　　C.阴虚产后盗汗

D.血虚产后盗汗　　　　　　E.阴虚产后自汗

【正确答案】AC

【易错答案】错选E

【答案分析】产后汗证主要证型是气虚证产后自汗和阴虚证产后盗汗，自汗不是阴虚导致，故答案应选AC。

（三）问答题

简述产后自汗和产后盗汗的区别。

【正确答案】产妇于产后白昼汗出过多或汗出持续时间过长者，为"产后自汗"；若寐中汗出较多，醒后即止者，则为"产后盗汗"。两者出汗时间有在昼与夜之分。

【易错答案】对于产后自汗和盗汗的病因容易记混。

【答案分析】两者都属于产后汗证，夜间出汗多属阴虚，为盗汗，白天出汗为自汗，多数气虚，为自汗。主要鉴别在出汗时间。

产后小便异常

◎ **重点** ◎

1.产后小便不通、产后小便淋痛的定义

2.产后小便不通、产后小便淋痛的辨证论治

◎ **难点** ◎

1.产后小便不通、产后小便淋痛的病因病机

2.产后小便不通、产后小便淋痛的治疗原则及其用药禁忌

常见试题

（一）单项选择题

1. 肾虚证产后小便不通的首选方是（ ）

A. 金匮肾气丸   B. 黄芪当归散   C. 补中益气汤

D. 济生肾气丸   E. 补肾固脬饮

【正确答案】D

【易错答案】A、E

【答案分析】肾虚证产后小便不通首选济生肾气丸。功效补肾温阳，化气利水，金匮肾气丸亦温补肾阳，但不是本证的首选方，补肾固脬饮主要是补肾阴，故答案应选D。

2. 肾虚证产后小便不通的最佳治法是（ ）

A. 滋肾补肾，行气化水   B. 补肾温阳，化气行水   C. 温肾固涩

D. 补肾固脬   E. 滋肾利水

【正确答案】B

【易错答案】A

【答案分析】肾虚证产后小便不通，主要为肾阳虚，宜补肾温阳，化气行水，故答案应选B。

3. 一产妇，产后小便不通，小腹胀急疼痛，小便清白，小便点滴而下；倦怠乏力，少气懒言，语言低微，面色少华；舌质淡，苔薄白，脉缓弱。最佳治法是（ ）

A. 补肾温阳，化气行水   B. 补气升清，化气行水   C. 理气行滞，行水利尿

D. 益气生津，宣肺行水   E. 益气升提，固脬

【正确答案】D

【易错答案】E

【答案分析】辨证为气虚证产后小便不通。最佳治法是益气生津，宣肺行水。E选项是尿崩气虚证的治法，故答案应选B。

4. 产后小便不通气虚证的首选方是（ ）

A. 补中益气汤加味   B. 春泽汤   C. 补气通脬饮

D. 举元煎   E. 归脾汤

【正确答案】C

【易错答案】B

【答案分析】补气通脬饮益气生津，宣肺行水，主治气虚证产后小便不通，故答案应选C。

5. 产后小便淋痛的主要病机是（ ）

A. 膀胱气化失司，水道不利   B. 肾阴亏虚，阴虚火旺   C. 湿热客脬，热扰膀胱

D. 肝郁化热，移热膀胱   E. 肺气不宣，小便不利

【正确答案】A

【易错答案】B、C、D

【答案分析】《妇人大全良方》云："产后诸淋，因热客于脬，虚则频数，热则涩痛。"故本病主要病机为膀胱有热，气化不利所致，B、C、D选项都是其中一个方面，故答案应选A。

6. 肾阴亏虚证产后小便淋痛最佳选方是（　　　）

A. 知柏地黄丸　　　　　　　B. 固阴煎　　　　　　　　　C. 化阴煎

D. 益阴煎　　　　　　　　　E. 一贯煎

【正确答案】A

【易错答案】C

【答案分析】辨证为肾阴亏虚证产后小便淋痛，知柏地黄丸可治疗此病，故答案应选A。

7. 湿热蕴结证产后小便淋痛最佳选方是（　　　）

A. 八正散　　　　　　　　　B. 分清饮　　　　　　　　　C. 导赤散

D. 萆薢分清饮　　　　　　　E. 加味五淋散

【正确答案】E

【易错答案】A、B

【答案分析】加味五淋散清热利湿、利尿通淋。本方原治孕妇小便窘涩，点滴疼痛，引申为治产后小便淋痛。突出产后多虚，取其祛邪不伤正也。本题同上题，亦是找最佳选方，故不选A、B，应选E。

8. 肝经郁热证产后小便淋痛首选方是（　　　）

A. 清肝止淋汤　　　　　　　B. 龙胆泻肝汤　　　　　　　C. 丹栀逍遥散

D. 沉香散　　　　　　　　　E. 加味五淋散

【正确答案】D

【易错答案】A、B、C

【答案分析】沉香散疏肝清热通淋，原治气淋脐下胀闷，小便痛，适合病机，本题主要考查对于知识点的掌握，A、B、C选项容易错选，故答案应选D。

9. 一产妇，产后小便艰涩而痛，余沥不尽，尿色赤，情志抑郁或心烦易怒，小腹胀满，甚则两胁胀痛，口苦而干，大便干结。舌红，苔黄，脉弦数。应诊断为（　　　）

A. 湿热产后小便淋痛　　　　B. 肾阴亏虚产后小便淋痛　　C. 肝经郁热产后小便淋痛

D. 肝经气滞产后小便淋痛　　E. 肝经湿热下注产后小便淋痛

【正确答案】C

【易错答案】D、E

【答案分析】题干符合肝经郁热产后小便淋痛的诊断，考生容易审题不清误选D或E。故答案应选C。

（二）多项选择题

1.产后小便不通常见的病机有（　　　）

A. 肾虚 　　　　　　　B. 血瘀 　　　　　　　C. 气虚

D. 气滞 　　　　　　　E. 血虚

【正确答案】ABCD

【易错答案】多选 E

【答案分析】膀胱气化与肺脾肾有关。虚则气化不利，产伤可致瘀血阻滞亦致气化不利，故常见病机有气虚、肾虚、气滞、血瘀，产后虽有血虚，但一般不会导致小便不利，故答案应选ABC。

2.产后小便不通的诊断要点是（　　　）

A. 多有产程过长，手术助产等病史

B. 新产后，尤以产后 6~8 小时发生排尿困难

C. 小便点滴而下，甚则不通

D. 小腹胀急疼痛

E. 脉缓弱或沉细无力，或涩

【正确答案】ABCDE

【易错答案】漏选。

【答案分析】所有选项分别反映了产后小便不通的证候特点，故符合产后小便不通的诊断，故答案应选 ABCDE。

3.治疗产后小便不通的同时应注意以下哪些事项（　　　）

A. 鼓励产妇尽早自解小便

B. 消除产妇紧张怕痛心理

C. 用温开水冲洗外阴及尿道口诱导排尿

D. 下腹部按摩或敷热水袋

E. 立即导尿

【正确答案】ABCD

【易错答案】多选 E

【答案分析】产后小便不通与产褥期的调护有关，经过调护无效可用药物治疗，药物治疗效果差或者无效者可行导尿，不必立即导尿，故答案应选 ABCD。

4.下列哪些诱因可导致产后小便淋痛（　　　）

A. 产后尿潴留 　　　　B. 多次导尿 　　　　　C. 外阴伤口愈合不良

D. 产后失血 　　　　　E. 情志所伤

【正确答案】ABCDE

【易错答案】漏选。

【答案分析】以上诱因均可导致产后小便淋痛，故答案应选 ABCDE。

5.产后小便淋痛的诊断要点是（   ）

A. 本病多发于产褥期　　　　　B. 主要以尿频、尿急、淋漓涩痛为主

C.阴道口、尿道口充血　　　　D.尿常规异常

E.伴有腰膝酸软

【正确答案】ABCD

【易错答案】多选 E

【答案分析】腰膝酸软不是产后小便淋痛的主要症状之一，只是肾阴虚证的一个症状，故答案应选 ABCD。

6.湿热蕴结证产后小便淋痛热伤胞络，应随证加减，下列哪项是错误的（   ）

A. 尿色红赤者加小蓟、地榆、白茅根、益母草、旱莲草

B. 小便浑浊者加萆薢、石菖蒲

C. 舌红、少津者加知母、玉竹、石斛

D. 腰膝酸软者加续断、杜仲

E. 气短懒言者加黄芪、党参

【正确答案】DE

【易错答案】错选 A、B、C

【答案分析】产后小便淋痛热伤胞络，以热证为多，应以清热滋阴通淋为主，故不宜加党参、黄芪、续断、杜仲，本题考生答错多是无法审清题意，掌握好此病以热证为多，就可正确选出答案，故答案应选 DE。

7.产后小便淋痛的常见病机包括（   ）

A.湿热蕴结　　　　　B.肾阴亏虚　　　　　C.肝经郁热

D.气虚血瘀　　　　　E.肾阳亏虚

【正确答案】ABC

【易错答案】多选或漏选。

【答案分析】本题答题要点同上题，掌握好本病多热，故常见的病机为湿热蕴结、肾阴亏虚、肝经郁热，故答案应选 ABC。

（三）问答题

1.产后小便不通的辨证要点是什么？

【正确答案】辨证要点重在症状和舌脉，同时观察小便的色质。

（1）气虚证：产后小便不通，小腹胀急疼痛，精神萎靡，气短懒言，倦怠乏力，面色少华，舌质淡，苔薄，脉缓弱；

（2）肾虚证：产后小便不通，小腹胀急疼痛，坐卧不宁，腰膝酸软，面色晦暗，舌淡，苔白，脉沉细无力，尺脉弱；

（3）气滞证：产后小便不通，小腹胀痛，情志抑郁，胸胁、乳房胀痛，烦闷不安，舌淡红苔薄白，脉弦；

（4）血瘀证：产程不顺，产时损伤膀胱，产后小便不通或点滴而下，尿色略混浊带血丝，小腹胀满刺痛，乍寒乍热，舌暗，苔薄白，脉沉涩。

【易错答案】辨证要点记忆不全，或者证候回答不全面。

【答案分析】辨证论治为本节的记忆重点，可以从病因病机方面下手来进行记忆，对于证候的掌握，结合诊断学的内容进行记忆。

2.简答产后小便不通的治疗原则及其用药禁忌。

【正确答案】治疗原则：通利小便为主。虚者，补气温阳以化之；实者，疏利决渎以通之。用药禁忌：因病在产后，不可滥用通利小便之药；酌情选用补气与养阴之品，以防邪去正伤。

【易错答案】用药禁忌回答不全面。

【答案分析】小便不通当以通利小便为主，根据证候不同选用不同治法，但产后病的特点决定不可滥用通利之药，且可同时并用补气养阴之品。

3.产后小便淋痛的辨证要点是什么？

【正确答案】临床辨证主要根据全身症状和舌脉以分虚实。

（1）湿热蕴结证：产时不顺，产后突感小便频急，淋漓不畅，灼热刺痛，小腹疼痛胀急，尿黄赤或混浊，心烦不欲饮，舌红，苔红腻，脉滑数。

（2）肾阴亏虚证：产后小便频数淋漓，尿道灼热疼痛，尿少，尿色深黄，五心烦热，腰膝酸软，头晕耳鸣，舌红少苔，脉细数。

（3）肝经郁热证：产后小便艰涩而痛，余沥不尽，尿色红赤，情志抑郁，或心烦易怒，小腹胀满甚或两胁胀痛，口苦咽干，大便干结，舌红，苔黄，脉弦数。

【易错答案】辨证要点记忆不全，或者证候回答不全面。

【答案分析】本题为本节的重点，也是难点。把握好此病多为热证可帮助记忆，分为湿热蕴结、肾阴亏虚、肝经郁热三证，具体临床表现再根据不同证型来进行回答。

4.产后小便淋痛应与哪些疾病相鉴别？

【正确答案】产后小便淋痛应与产后小便不通、尿血、尿浊相鉴别。产后小便淋痛与产后小便不通均为排尿困难，但产后小便淋痛以尿急涩痛，欲解未净为特殊症状，尿常规常见红、白细胞。产后小便不通是小便闭塞不通或点滴而下，但无尿痛，尿常规检查无异常。尿血以小便出血，尿红赤为特点，多无尿痛。产后小便淋痛以尿意频急、淋漓涩痛为主。尿浊以产后小便浑浊，色白如泔浆，排尿无疼痛滞涩感来鉴别。

【易错答案】回答不够全面。

【答案分析】疾病的鉴别主要是有相似的症状，故本病应与小便不通、尿血、尿浊相鉴别。本题为记忆难点，需要根据本病的症状联想到其他有相似症状的疾病，才能回答此题。

产后乳汁异常、产后情志异常

◎ 重点 ◎

1. 产后乳汁异常、产后情志异常的定义
2. 产后乳汁异常、产后情志异常的诊断及鉴别诊断
3. 产后乳汁异常、产后情志异常的辨证论治

◎ 难点 ◎

1. 产后乳汁异常、产后情志异常的病因病机及转归
2. 产后乳汁异常、产后情志异常的辨证论治

常见试题

（一）单项选择题

1. 气虚失摄证乳汁自出的治法是（　　）

A. 补气益血　　　　　　　B. 固摄敛乳　　　　　　　C. 健脾固冲

D. 补中益气　　　　　　　E. 补气养血，佐以固摄

【正确答案】E

【易错答案】A、B

【答案分析】补气养血、佐以固摄是气虚失摄证乳汁自出的基本治法，A、B选项不全面，故答案应选 E。

2. 患者产后乳汁分泌由少变无，乳房胀硬、疼痛，伴胸胁胀满，情志抑郁，食欲不振，时有微热。舌质正常，苔薄黄，脉弦。本病的治法是（　　）

A. 补肾健脾　　　　　　　B. 疏肝补肾　　　　　　　C. 养血柔肝

D. 行气活血　　　　　　　E. 疏肝解郁，通络下乳

【正确答案】E

【易错答案】B

【答案分析】本病辨证属肝郁气滞，其治法应疏肝解郁，通络下乳，患者无肾虚表现，故答案应选 E。

3. 患者分娩一周后，乳汁时有自行流出，量少质稀，乳房柔软无胀感，少气懒言，舌淡苔薄，脉细弱。治疗本病的代表方是（　　）

A. 补中益气汤　　　　　　B. 四物汤　　　　　　　　C. 六味地黄丸

D. 八珍汤　　　　　　　　E. 大补元煎

【正确答案】A

【易错答案】E

【答案分析】据主症、舌脉合参，本病辨证属气虚失摄证，补中益气汤补气养血，故答案应选 A。

4. 缺乳的主要病机是（　　）

A. 肝郁气滞　　　　　　B. 气血不足　　　　　　C. 气血不足、肝气郁滞

D. 气滞血瘀　　　　　　E. 脾肾两虚

【正确答案】C

【易错答案】A、B、D

【答案分析】缺乳的主要病机是气血不足或肝郁气滞，A、B、D 均不全面，故答案应选 C。

（二）多项选择题

1. 产后情志异常的主要分型包括（　　）

A. 心血不足　　　　　　B. 瘀血内阻　　　　　　C. 心肾两虚

D. 肝气郁结　　　　　　E. 痰湿内蕴

【正确答案】ABD

【易错答案】多选或漏选。

【答案分析】心血不足、瘀血内阻、肝气郁结，是导致产后抑郁的主要病因病机，故答案应选 ABD。

2. 产后乳汁自出的主要病因是（　　）

A. 气虚失摄　　　　　　B. 脾肾两虚　　　　　　C. 肝经郁热

D. 肝郁气滞　　　　　　E. 气滞血瘀

【正确答案】AC

【易错答案】多选 B

【答案分析】气虚失摄、肝经郁热均可导致产后乳汁自出，故答案应选 AC。

第十章　妇科杂病

不孕症

◎ 重点 ◎

1. 不孕症的定义
2. 不孕症的辨证论治

◎ 难点 ◎

1. 不孕症的病因病机
2. 不孕症的辨证论治
3. 不孕症的西医病因及诊断检查步骤

常见试题

（一）单项选择题

1. 肾气虚证不孕的最佳选方是（　　）

A. 毓麟珠　　　　　　　　B. 右归丸　　　　　　　　C. 归肾丸

D. 温胞饮　　　　　　　　E. 大补元煎

【正确答案】A

【易错答案】C

【答案分析】毓麟珠功效补益肾气，调补冲任，符合题干要求，归肾丸主要滋补肾阴，故答案应选A。

2. 肾阴虚证不孕症的首选方是（　　）

A. 左归丸　　　　　　　　B. 六味地黄丸　　　　　　C. 养精种玉汤

D. 育阴汤　　　　　　　　E. 加减苁蓉菟丝子丸

【正确答案】C

【易错答案】D

【答案分析】肾阴虚，精血不足，冲任血海匮乏，不能摄精成孕。养精种玉汤滋肾养血，调补冲任以助孕，A、B虽可滋肾阴，但非首选方，故答案应选C。

3.肝气郁结证不孕症的首选方是（　　）

A. 逍遥散　　　　　　　　　B. 柴胡疏肝散　　　　　　　C.定经汤

D. 百灵调肝汤　　　　　　　E. 开郁种玉汤

【正确答案】E

【易错答案】A

【答案分析】开郁种玉汤疏肝解郁，理血调经，切中肝郁不孕病机，其余四个选项均可疏肝解郁，但非首选方，故答案应选 E。

4.肾阳虚证不孕症的首选方是（　　）

A. 温胞饮　　　　　　　　　B. 金匮肾气丸　　　　　　　C.右归丸

D. 温冲汤　　　　　　　　　E. 二仙汤

【正确答案】A

【易错答案】C

【答案分析】温胞饮功效温肾助阳，调补冲任，符合题干要求，右归丸亦可选，但非最佳选方，故答案应选 A。

5.治疗痰湿内阻证不孕的首选方是（　　）

A. 苍附导痰丸　　　　　　　B. 启宫丸　　　　　　　　　C.丹溪治痰湿方

D. 开郁二陈汤　　　　　　　E. 陈夏六君子汤

【正确答案】A

【易错答案】B、C、D、E

【答案分析】苍附导痰丸燥湿化痰，正中病机，其余四个选项非首选方，故答案应选 A。

6.输卵管阻塞性不孕，中医治疗多以（　　）

A. 活血化瘀为主　　　　　　B. 理气活血为主

C.疏肝理气，化瘀通络为主　D. 补肾活血为主

E. 祛虚化瘀为主

【正确答案】C

【易错答案】A

【答案分析】输卵管所在为肝经所过，对于输卵管阻塞性不孕，中医治疗多以疏肝理气，化瘀通络为主，题干输卵管阻塞，会误以为血瘀而采用活血化瘀之法，故答案应选 C。

7.肾气虚证不孕症的最佳治法是（　　）

A.补益肾气　　　　　　　　B.补肾助孕　　　　　　　　C.补肾益气，调补冲任

D.补肾益精　　　　　　　　E.调补肾阴阳，调经助孕

【正确答案】C

【易错答案】A、B

【答案分析】补肾益气，调补冲任正是切中肾气虚证不孕症的病机，A、B 选项不够全面，

故答案应选 C。

8.陈某，女，婚后 5 年不孕，月经多推后几天，经来小腹胀痛，经色紫暗，有血块，块下痛减，有时经行不畅，伴见肛门坠痛，性交痛；舌质紫暗，脉弦细，最佳治法是（　　　）

A.活血化瘀，止痛调经　　　B.活血化瘀　　　C.疏肝理气

D.理气活血化瘀　　　　　　E.补肾活血，调经助孕

【正确答案】A

【易错答案】B

【答案分析】题干所述为瘀滞胞宫不孕，最佳治法是活血化瘀，止痛调经，B 选项太片面，故答案应选 A。

9.某女，婚久不能怀孕，月经多推后、稀发。形体肥胖，胸闷痰多。舌淡胖，苔白，脉沉细略滑。最佳选方是（　　　）

A.启宫丸　　　　　B.开郁二陈汤　　　　　C.苍附导痰丸

D.二陈汤　　　　　E.丹溪治痰湿方

【正确答案】C

【易错答案】E

【答案分析】题干为痰湿内阻证不孕，最佳选方为苍附导痰丸，其余四个选项非最佳选方，故答案应选 C。

10.王女士，婚久未能怀孕，月经常提前，经量偏少，2 天净，色鲜红无血块，形体消瘦，头晕耳鸣，腰酸膝软，五心烦热，失眠多梦，阴中干涩。舌红少苔，脉细数。最佳治法是（　　　）

A.滋肾养血，调补冲任　　　B.滋肾补肾，调经助孕　　　C.滋养肝肾，调经助孕

D.滋阴清热，调经助孕　　　E.滋肾宁心，调经助孕

【正确答案】A

【易错答案】D

【答案分析】题干为肾阴虚证不孕，滋肾养血，调补冲任为最佳治法，D 选项滋阴为主，但要兼以养血，故答案应选 A。

（二）多项选择题

1.肾阴虚不孕选方中，下列哪些是正确的（　　　）

A.养精种玉汤　　　　B.左归丸　　　　C.育阴汤

D.六味地黄丸　　　　E.金匮肾气丸

【正确答案】ABCD

【易错答案】漏选

【答案分析】金匮肾气丸是温补肾阳方，其余四项均可治疗肾阴虚证致的不孕，故答案应选 ABCD。

2.肾阳虚证不孕的主要证候有（　　　）

A. 婚久不孕　　　　　　　　B. 月经迟发，或后推，或停闭不行

C. 小腹冷，性欲冷漠　　　　D. 头晕耳鸣，腰膝酸软，夜尿多

E. 面斑多，眼眶暗，舌淡暗，脉沉细

【正确答案】ABCDE

【易错答案】漏选

【答案分析】所有选项均符合肾阳虚证孕的主要证候，故答案应选 ABCDE。

3. 肾虚证不孕分为（　　　）

A. 肾气虚　　　　　　　　B. 肾阳虚　　　　　　　　C. 肾阴虚

D. 肝肾亏损　　　　　　　E. 脾肾阳虚

【正确答案】ABC

【易错答案】多选 D、E

【答案分析】肾有阴阳二气，应分为肾气虚、肾阳虚、肾阴虚较合适，故答案应选 ABC。

（三）问答题

1. 叙述肝气郁结证不孕的主要证候、治法、代表法。

【正确答案】肝气郁结证不孕症的主要证候：婚久不孕，月经周期先后不定，经量或多或少，色暗，有血块，经来腹痛；或经前胸胁乳房胀痛，情志抑郁，或烦躁易怒；舌淡红，苔薄白，脉弦。治法：疏肝解郁，理血调经。代表方：开郁种玉汤。

【易错答案】证候回答不全，或者治法回答错误。

【答案分析】本题考查不孕症的辨证论治中肝气郁结证的辨证。证候比较容易回答不全面，治法中容量忘记理血调经。代表方剂比较容易记忆。

2. 论述肾虚导致不孕的机制。

【正确答案】先天不足，或房劳多产，或久病大病，或年逾五七，肾气亏虚，精不化血，则冲任虚衰，难以受孕；素体阳虚或寒湿伤肾，肾阳不足，胞宫失煦，则冲任虚寒，不能成孕；肾阴素虚，或久病耗损真阴，天癸之源，胞宫失养，冲任血海空虚，或阴虚内热，热扰冲任，乃致不孕。

【易错答案】分析不够全面、深入。

【答案分析】肾虚和不孕的关系，要从肾气、肾阴、肾阳三个方面进行分析。肾气虚、肾阳虚和肾阴虚均可导致不孕。

（四）论述题

试述不孕症的诊断检查步骤。

【正确答案】不孕症的诊断检查步骤是针对女性不孕的原因而进行的。

（1）询问病史：询问年龄、婚史、同居时间、配偶健康状况、性生活情况、月经史及产育史，还需了解既往史及家族史，尤需注意有无结核、甲状腺疾病、糖尿病及盆腹腔手术史。

（2）体格检查和妇科检查：①体格检查：观察身高、体重、第二性征发育、体毛分布及有

无溢乳等。②妇科检查注意内外生殖器，有无发育畸形、炎症及包块等。

（3）特殊检查：①卵巢功能检查：了解排卵及黄体功能状态。包括基础体温测定、B超监测排卵、子宫颈黏液结晶检查、子宫内膜活检、血清生殖内分泌激素测定等。②输卵管通畅试验：常用输卵管通液术、子宫输卵管碘液造影术及子宫输卵管超声造影术。③免疫因素检查：包括生殖相关抗体，如抗精子抗体、抗子宫内膜抗体等。④宫腔镜检查：了解宫腔情况，诊断宫腔粘连、黏膜下肌瘤、内膜息肉、子宫畸形等。⑤腹腔镜检查：用于盆腔情况的诊断，直接观察子宫、输卵管、卵巢有无病变或粘连，直视下可行输卵管亚甲蓝通液，了解输卵管通畅度，且检查与治疗可同时进行，可行腹腔镜盆腔粘连分离术、子宫内膜异位病灶电灼术、子宫肌瘤剔除术等。

【易错答案】不孕症的特殊检查回答不全。

【答案分析】诊断步骤主要从病史、一般检查和特殊检查三个方面进行。前两者包括妇科检查比较容易记忆。特殊检查比较难记，可从导致不孕的原因方面来进行记忆，比如卵巢、输卵管及内分泌等方面。

癥瘕

◎ 重点 ◎

1. 癥瘕的定义
2. 癥瘕的鉴别诊断
3. 癥瘕的辨证论治
4. 癥瘕的治疗原则

◎ 难点 ◎

1. 癥瘕的病因病机
2. 癥瘕的辨证论治
3. 癥瘕的鉴别诊断

常见试题

（一）单项选择题

1. 癥瘕治疗中应遵循的原则是（　　　　）

A. 补气为主　　　　　　B. 补血为主　　　　　　C. 清热为主

D. 猛攻峻伐　　　　　　E. 衰其大半而止

【正确答案】E

【易错答案】D

【答案分析】《医学入门·妇人门》中云："善治癥瘕者，调其气而破其血，消其食而豁其痰，衰其大半而止，不可猛攻峻施，以伤元气。宁扶脾胃正气，待其自化。"猛攻峻伐易伤元气，故答案应选 E。

2. 湿热瘀阻证癥瘕的首选方是（　　　）

A. 大黄牡丹汤　　　　　　　B. 大黄䗪虫丸　　　　　　　C. 银甲丸

D. 清热调血汤　　　　　　　E. 龙胆泻肝汤

【正确答案】A

【易错答案】E

【答案分析】湿热瘀阻证癥瘕的病机是湿、热、瘀血相互凝结于冲任胞宫的结块，治疗应选择具有清热利湿、化瘀消癥的方剂，故选大黄牡丹汤，龙胆泻肝汤主要清下焦湿热，故答案应选A。

3. 气滞血瘀证癥瘕的首选方是（　　　）

A. 少腹逐瘀丸　　　　　　　B. 桂枝茯苓丸　　　　　　　C. 香棱丸

D. 大黄牡丹汤　　　　　　　E. 桃核承气汤

【正确答案】C

【易错答案】A

【答案分析】香棱丸以行气活血，化瘀消癥而见长，主治气滞血瘀证癥瘕，为首选方。

4. 患者女性，小腹部有一包块，坚硬，固定不移，疼痛拒按，面色晦暗，胸闷不舒，月经量多，舌边有瘀点，脉沉涩。辨证属（　　　）

A. 肾虚血瘀　　　　　　　　B. 痰湿瘀结　　　　　　　　C. 气滞血瘀

D. 湿热瘀阻　　　　　　　　E. 寒湿凝滞

【正确答案】C

【易错答案】A

【答案分析】其证候表现属气滞血瘀，冲任气血瘀阻。题干中脉沉，容易误选肾虚血瘀，故应全面分析。

5. 某女，下腹部肿块，疼痛两月余，伴低热，行经量多，赤白带下。妇科检查盆腔右侧触及鸭卵大包块，形不整，有触压痛。舌红，苔黄厚，脉弦滑数。最佳治法是（　　　）

A. 清利湿热，化瘀消癥　　　B. 清热利湿，消癥止痛　　　C. 清热利湿，止血调经

D. 清热利湿，缓急止痛　　　E. 清热解毒，利湿止带

【正确答案】A

【易错答案】B、D

【答案分析】根据其证候及妇科检查所见，病为癥瘕，证属湿热瘀阻，治法应针对病机，清热利湿，化瘀消癥，而癥瘕疼痛属或然证，一般不以止痛为治疗原则，主要为消癥，故答案应选A。

6. 妇人癥瘕的主症是（　　　）

A. 下腹部胀满　　　　　　　B. 下腹部疼痛　　　　　　　C. 腰腹部疼痛

D. 下腹部结块   E. 月经过多

【正确答案】D

【易错答案】A、B、C

【答案分析】妇人癥瘕的主症是下腹部结块，胀满、疼痛等尽是或然证，不必悉具，故答案应选 D。

（二）多项选择题

1. 关于癥瘕，下列哪项是正确的的（   ）

A. 七癥八瘕是古人的一种辨证分类方法

B. 病程日久者正气虚弱，气血痰湿互相影响

C. 盆腔内可触及子宫及卵巢肿瘤、炎症肿块、陈旧性宫外孕血肿

D. 临证新病多实，治宜攻补兼施，以攻为主

E. 盆腔结核性包块可参考癥瘕辨证治疗

【正确答案】ABCE

【易错答案】多选 D

【答案分析】癥瘕的治疗原则，新病多实，宜攻宜破，不是攻补兼施，故答案应选 ABCE。

2. 可参考癥瘕辨证治疗的西医妇科疾病是（   ）

A. 子宫肌瘤   B. 卵巢良性肿瘤   C. 盆腔炎性包块

D. 陈旧性宫外孕血肿   E. 盆腔结核性包块

【正确答案】ABCDE

【易错答案】漏选

【答案分析】全部备选答案符合妇人下腹部包块，伴有或胀、或痛、或满，常致月经或带下异常，甚至影响生育的疾病，都可参照癥瘕辨证论治，故答案应选 ABCDE。

3. 根据癥瘕临床特点的不同，古代医家曾分别称为（   ）

A. 积聚   B. 肠覃   C. 石瘕

D. 癥   E. 瘕

【正确答案】BCDE

【易错答案】多选 A 或漏选

【答案分析】积聚病位非限指下腹部。《灵枢·水胀》论述肠覃、石瘕皆属妇科肿瘤。古代医家曾对妇人下腹部结块，根据临床特点不同，分别称为癥和瘕，亦有七癥八瘕之分，故答案应选 BCDE。

4. 癥瘕中"癥"的特点是什么（   ）

A. 下腹结块，或胀或痛或满或异常出血

B. 属于血病

C. 属于气病

D. 有形可征，固定不移

E. 假聚成形，聚散无常

【正确答案】ABD

【易错答案】CE

【答案分析】癥瘕是指妇人下腹部包块，伴有或胀、或痛、或满，常致月经或带下异常，甚至影响生育的疾病。癥者有形可征、固定不移、痛有定处，一般属血病；瘕者聚散无常、推之可移、痛无定处，一般属气病。

（三）问答题

1. 癥瘕是如何发生的?

【正确答案】主要是由于机体正气不足，风寒湿热之邪内结，或七情、房事、饮食内伤，脏腑功能失调，气机阻滞，瘀血、痰饮、湿浊等有形之邪凝结不散，停聚小腹，日月相积，逐渐而成。

【易错答案】回答不全面。

【答案分析】本题主要考查癥瘕的病因病机，主要是机体正气不足，外邪侵袭所致。其致病因素主要有瘀血、痰饮、湿浊等。本题掌握了这几个答题要点，就比较容易回答。

2. 简述痰湿瘀结证癥瘕的主要证候、治法及代表方。

【正确答案】主要证候：下腹包块，触之不坚，小腹或胀或满，月经后期或闭经，经质黏稠，夹血块，体形肥胖，胸脘痞闷，肢体困倦，带下量多，色白质黏稠，舌暗淡，边见瘀点或瘀斑，苔白腻，脉弦滑或沉滑。治法：化痰除湿，活血消癥。代表方剂：苍附导痰丸合桂枝茯苓丸，药物组成：苍术、香附、枳壳、半夏、陈皮、茯苓、甘草、生姜、神曲、茯苓、桂枝、桃仁、芍药、丹皮。

【易错答案】本题主要是证候回答不全，药物组成回答不全。

【答案分析】本题为本节的重点和难点，考查疾病的辨证论治。证候特点和方剂的药物组成，比较容易回答不全。

（四）论述题

试述中医药辨证治疗癥瘕的原则。

【正确答案】癥瘕的治疗原则为活血化瘀，软坚散结。即《素问·阴阳应象大论》云："血实宜决之"。然而癥瘕病机复杂，常病势迁延，顽固不化，治疗又需遵《内经》"和法"之原则，即临证重在辨证，根据患者寒热虚实属性之不同，结合体质及病程长短而酌用攻补，以达到阴阳平和的目的。

【易错答案】分析不够全面。

【答案分析】癥瘕的治疗，重在辨证。根据不同的证型采用不同的治疗方法。

阴挺、阴痒、阴疮

◎ **重点** ◎

1. 阴挺、阴痒、阴疮的定义和辨证论治

2. 阴挺、阴痒、阴疮的病因病机

◎ **难点** ◎

1. 阴挺、阴痒、阴疮的辨证论治

2. 子宫脱垂分度和预防措施

常见试题

（一）单项选择题

1. 最早论述妇人阴痒是虫蚀所为的著作是（　　　）

A.《金匮要略》　　　　　　B.《诸病源候论》　　　　　　C.《肘后备急方》

D.《备急千金要方》　　　　E.《妇人大全良方》

【正确答案】B

【易错答案】A

【答案分析】《金匮要略》中有妇人病三篇，论述了妇科杂病的内容，书中有关于阴疮疾患的论述常易于此处的阴痒相混淆，因而常错选A项。《诸病源候论》最早论述妇人阴痒是虫蚀所为，三虫九虫食于阴，微则痒，重乃痛。

2. 生育期妇人阴痒，多见（　　　）

A. 肝经火盛　　　　　　　B. 湿热下注　　　　　　　C. 肺气不宣

D. 肝肾阴虚　　　　　　　E. 阴虚血燥

【正确答案】B

【易错答案】C、D

【答案分析】阴痒有虚实之分，生育期多实证，多见湿热下注。绝经前后，多虚证，多见肝肾阴虚，血燥生风。实者清热利湿，解毒杀虫；虚者补肝肾，养气血。妇女在生育期阴痒，多由湿热下注所致。此处只要分清楚虚实即可选出正确答案。

3. 绝经期前后妇女阴痒多见（　　　）

A. 肺气不宣　　　　　　　B. 肝经火盛　　　　　　　C. 肝经湿热

D. 肝气郁结　　　　　　　E. 肝肾阴虚

【正确答案】E

【易错答案】A

【答案分析】阴痒有虚实之分，生育期多实证，多见湿热下注。绝经前后，多虚证，多见肝肾阴虚，血燥生风。实者清热利湿，解毒杀虫；虚者补肝肾，养气血。妇女在绝经前后阴痒，多由肝肾阴虚所致。此处只要分清楚虚实即可选出正确答案。

4. 湿热下注致阴部痒痛的首选方是（　　　　）

A. 止带方　　　　　　　　B. 托里消毒汤　　　　　　C. 龙胆泻肝汤

D. 蛇床子汤　　　　　　　E. 外用溃疡散

【正确答案】C

【易错答案】E

【答案分析】阴痒内因脏腑虚损，肝肾功能失常，外因湿、热或湿热生虫，虫毒侵蚀所致。脾虚生湿，湿气盛，水湿下注，兼有热邪，致会阴部瘙痒，治宜泻肝清热，除湿止痒选用龙胆泻肝汤。若为肝肾阴虚证治宜滋阴补肾，清肝止痒。方用知柏地黄汤。ABDE四选项中的方药都没有考虑到本病的病因病机。

5. 热毒证阴疮的最佳治法是（　　　　）

A. 清热利湿，杀虫止痒　　　B. 清热利湿，解毒消疮　　　C. 清热解毒，散结消疮

D. 清热利湿，祛腐生肌　　　E. 清热利湿，缓急止痛

【正确答案】B

【易错答案】D

【答案分析】阴疮有寒热之别，发病急骤，外阴部红肿热痛，甚至脓水淋沥，伴身热者，为实为热。外阴部破溃处质硬，不痛不痒，日久不消，形体虚羸者，多属虚寒。热毒证治宜清热利湿，解毒消疮，方用龙胆泻肝汤。寒湿证治宜温经散寒，除湿消疮，方用阳和汤或托里消毒散。此处只要针对病因作选择，即可分辨出干扰选项ADE。

6. 治疗寒湿证阴疮的首选方是（　　　　）

A. 外用溃疡散　　　　　　　B. 阳和汤　　　　　　　　C. 少腹逐瘀汤

D. 右归丸　　　　　　　　　E. 温经汤

【正确答案】B

【易错答案】A

【答案分析】阴疮有寒热之别，热毒证治宜清热利湿，解毒消疮，方用龙胆泻肝汤。寒湿证治宜温经散寒，除湿消疮，故首选阳和汤。

7. 关于妇人阴疮下列哪项是错误的（　　　　）

A. 临床主要见于热毒证和寒湿证

B. 又称"阴蚀""阴蚀疮"

C. 多见于西医的外阴溃疡、前庭大腺脓肿

D. 阴疮溃破者，可用金黄散外敷

E. 外阴脓肿未溃，疼痛难忍可切开引流

【正确答案】D

【易错答案】A

【答案分析】金黄散用于外敷，适于治疗疮疖初起未溃者。阴疮已破溃者，不是黄金散的适应证。而其他四项均为正确选项，故可作出判断。

8.某妇人阴部干涩，瘙痒灼热，手足心热，烘热汗出，腰膝酸软，舌红少苔，脉细数。首选何方治疗（　　　）

A.左归饮 　　　　　　　　B.知柏地黄汤 　　　　　　　　C.易黄汤

D.龙胆泻肝汤 　　　　　　E.麦味地黄丸

【正确答案】B

【易错答案】C

【答案分析】根据病因病机阴痒可辨证分为湿热下注证，治宜泻肝清热，除湿止痒，方用龙胆泻肝汤。湿虫滋生证，治宜清热利湿，解毒杀虫，方用萆薢渗湿汤，外用蛇床子散。肝肾阴虚阴痒，治宜调补肝肾，滋阴降火，故选知柏地黄汤。

（二）多项选择题

1.与妇人杂病有关的脏腑病机主要包括（　　　）

A.心血不足 　　　　　　　B.肺气虚 　　　　　　　　　C.肝郁

D.肾虚 　　　　　　　　　E.脾虚

【正确答案】CDE

【易错答案】ABCDE

【答案分析】妇人杂病有关的脏腑病机主要见于肾虚、肝郁、脾虚，与心肺关系不密切。

2.阴挺临床常见的证型有（　　　）

A.肝郁 　　　　　　　　　B.气滞 　　　　　　　　　　C.湿热下注

D.气虚 　　　　　　　　　E.肾虚

【正确答案】DE

【易错答案】ABC

【答案分析】阴挺发生的主要原因是各种虚证，为气虚下陷与肾虚不固致胞络受损，带脉提摄无力，而子宫脱垂。子宫脱出阴户之外，若调护不慎，邪气入侵，则湿热下注，可致溃烂。

（三）问答题

如何辨证治疗阴疮?

【正确答案】阴疮有寒证、热证。发病急，外阴部红肿热痛，甚至脓水淋沥，伴身热，为热毒。治宜清热利湿，解毒消疮，方用龙胆泻肝汤。外阴部破溃处质硬，脓水淋沥，不痛不痒，日久不消，神疲肢倦，食少纳呆，多属寒证，治宜散寒除湿，活血散结，方用阳和汤。治疗要内外兼顾，在全身用药的同时，重视局部治疗。

【易错答案】经常出错的知识点是忘记阴疮寒证的辨证论治。

【答案分析】根据阴疮的病因病机有热毒炽盛和寒湿凝滞，分为寒证和热证，其治疗也不同，辨证论治有内治和外治相结合的方法。

盆腔炎性疾病

◎ 重点 ◎

1.盆腔炎的病因病机

2.急性盆腔炎及盆腔炎性疾病后遗症的辨证论治

3.急性盆腔炎的应急处理

◎ 难点 ◎

1.盆腔炎的病因病机

2.急性盆腔炎及盆腔炎性疾病后遗症的辨证论治

常见试题

（一）单项选择题

1.急性盆腔炎热毒炽盛证，治疗首选（　　　　）

A.清营汤　　　　　　　　　B.大黄牡丹汤　　　　　　　C.五味消毒饮

D.大柴胡汤　　　　　　　　E.五味消毒饮合大黄牡丹汤

【正确答案】E

【易错答案】B

【答案分析】急性盆腔炎热毒炽盛证，治宜清热解毒，凉血消痈。宜选五味消毒饮合大黄牡丹加减，审题不清容易错选 B。

2.急性盆腔炎湿毒壅盛证，治疗首选（　　　　）

A.银翘红酱解毒汤　　　　　B.五味消毒饮　　　　　　　C.大黄牡丹汤

D.大柴胡汤　　　　　　　　E.银甲丸

【正确答案】A

【易错答案】E

【答案分析】银翘红酱解毒汤主治盆腔炎发热期，具解毒利湿，活血止痛之功。银甲丸主治慢性盆腔炎的湿热瘀滞证，故答案应选 A。

3.急性盆腔炎，身热面红，恶寒汗出，口渴，脉洪数，首选（　　　　）

A.清营汤　　　　　　　　　B.通窍活血汤　　　　　　　C.两地汤

D.银翘散　　　　　　　　　E.五味消毒饮合大黄牡丹汤

【正确答案】E

【易错答案】A

【答案分析】辨证属热毒炽盛，故选五味消毒饮合大黄牡丹汤，容易审题不清错选 A，故答案应选 E。

4. 盆腔炎性疾病后遗症湿热瘀结证，治疗首选（　　　）

　A. 仙方活命饮　　　　　　B. 当归芍药散　　　　　　C. 银甲丸

　D. 大黄牡丹汤　　　　　　E. 大柴胡汤

【正确答案】C

【易错答案】B

【答案分析】银甲丸原治湿热蕴结下焦的黄白带、赤白带等炎症性疾病。有较好的清热除湿、化瘀行滞之功，当归芍药散加丹参、毛冬青、忍冬藤、三七片亦可治疗，故答案应选 C。

5. 盆腔炎性疾病后遗症气滞血瘀证，治疗首选（　　　）

　A. 膈下逐瘀汤　　　　　　B. 少腹逐瘀汤　　　　　　C. 大黄牡丹汤

　D. 桃红四物汤　　　　　　E. 理冲汤

【正确答案】A

【易错答案】B

【答案分析】膈下逐瘀汤原治疗膈下腹中瘀血积块、疼痛。其有活血化瘀，疏通经脉气机而止痛之功，易错选少腹逐瘀汤，故答案应选 A。

6. 盆腔炎性疾病后遗症寒湿凝滞证，治疗首选（　　　）

　A. 右归丸　　　　　　　　B. 桂附八味丸

　C. 少腹逐瘀汤合桂枝茯苓丸　　D. 理冲汤

　E.《金匮》温经汤

【正确答案】C

【易错答案】E

【答案分析】少腹逐瘀汤有温经散寒，化瘀止痛，调经种子之功。多用其治疗寒湿凝滞，血行不畅之小腹疼痛，桂枝茯苓丸具温经活血化瘀之效，故答案应选 C。

7. 盆腔炎性疾病后遗症气虚血瘀证，治疗宜（　　　）

　A. 补气化瘀，理血调经　　B. 益气健脾，消癥散结　　C. 活血化瘀，理气止痛

　D. 益气健脾，化瘀止痛　　E. 活血化瘀，补气止痛

【正确答案】D

【易错答案】E

【答案分析】气虚是脾气虚弱，血瘀者血行瘀结，故针对其病机，应益气健脾、化瘀止痛，故答案应选 D。

　8. 关于盆腔炎性疾病后遗症，下列哪项是错误的（　　　）

A.多由临近器官炎症蔓延而来　　B.可无急性发病史，起病缓慢，反复不愈

C.既往有急性盆腔炎等病史　　D.表现为下腹部疼痛，伴有低热起伏，易疲劳等症

E.多为邪热余毒残留，耗伤气血，虚实错杂

【正确答案】A

【易错答案】B

【答案分析】盆腔炎性疾病后遗症常为急性盆腔炎未能彻底治疗，或患者体质较差，病程迁延所致。阑尾炎虽可直接蔓延导致盆腔炎，但不是主要的多见的致病因素，此病非全部由急性盆腔炎迁延不愈而来，故答案应选A。

9.一妇人，药物流产后6天，高热腹痛，下腹部疼痛拒按，阴道流血气味臭秽，量较多，脓血混杂，大便燥结，小便黄。舌红，苔黄厚，脉滑数。最佳治法是（　　）

A.清热解毒，缓急止痛　　B.清热解毒，凉血消痈　　C.清热解毒，化瘀止痛

D.清热解毒，泻热通便　　E.清热解毒，利湿止带

【正确答案】B

【易错答案】A

【答案分析】辨证为热毒炽盛证急性盆腔炎，最佳治法是清热解毒、凉血消痈，热毒去则痛减，所以止痛非主要治法，故答案应选B。

10.某患者经行第5天，近2天下腹部胀满不适，疼痛拒按，身热起伏，经血量不减，阴中灼热，小便短赤，大便溏泄。舌红有瘀点，苔黄厚，脉弦滑。最佳选方是（　　）

A.五味消毒饮　　B.大黄牡丹汤　　C.止带方

D.仙方活命饮　　E.大柴胡汤

【正确答案】D

【易错答案】B

【答案分析】辨证为湿热蕴结急性盆腔炎，故最佳选方是仙方活命饮，有清热利湿、化瘀止痛之功，故答案应选D。

11.某女士，35岁，半年来下腹部胀痛，经行加重，经血量多有块，排出痛减，伴经前情志抑郁，乳房胀痛。舌紫暗，脉弦涩。最佳选方是（　　）

A.膈下逐瘀汤　　B.血府逐瘀汤　　C.少腹逐瘀汤

D.大黄牡丹汤　　E.逍遥散

【正确答案】A

【易错答案】C

【答案分析】辨证为气滞血瘀盆腔炎性疾病后遗症，故最佳选方是膈下逐瘀汤，C为寒湿凝滞证的治疗方剂，故答案应选A。

（二）多项选择题

1.急性盆腔炎最常见的是（　　）

A. 输卵管炎   B. 卵巢炎   C. 子宫内膜炎

D. 输卵管卵巢炎   E. 盆腔脓肿

【正确答案】AD

【易错答案】多选或漏选。

【答案分析】急性盆腔炎最常见的是输卵管炎和输卵管卵巢炎，单纯的子宫内膜炎和卵巢炎较少见。厌氧菌等感染虽易形成盆腔脓肿，但不是最常见的，故答案应选 AD。

2. 盆腔炎性疾病后遗症的病因病机可概括为（   ）

A. 湿   B. 虚   C. 痰

D. 瘀   E. 热

【正确答案】ABDE

【易错答案】多选 C

【答案分析】盆腔炎性疾病后遗症病程日久，湿、热、瘀、寒邪错杂，且正气不足而气虚，痰非主要病因病机，故答案应选 ABDE。

3. 急性盆腔炎主要表现为高热不退，小腹部疼痛，一般伴有（   ）

A. 停经   B. 腹胀   C. 腹泻

D. 尿频   E. 尿急

【正确答案】BCDE

【易错答案】多选 A

【答案分析】急性盆腔炎主要表现为高热、下腹部疼痛。炎症波及腹膜，可有腹胀、腹泻、呕吐等症状。月经期发病可有经血量多、经期延长，一般不会停经，故答案应选 BCDE。

4. 急性盆腔炎病因以热毒为主，兼有（   ）

A. 风   B. 火   C. 痰

D. 湿   E. 瘀

【正确答案】DE

【易错答案】多选

【答案分析】急性盆腔炎的病因以热毒为主，兼有湿和瘀，故答案应选 DE。

5. 盆腔炎性疾病后遗症既往史常有（   ）

A. 急性盆腔炎   B. 月经不调   C. 阴道炎

D. 阑尾炎   E. 不洁性生活史

【正确答案】ACE

【易错答案】多选 D

【答案分析】盆腔炎性疾病后遗症既往常有急性盆腔炎、阴道炎、节育及妇科手术感染史，或不洁性生活史，而和邻近组织器官的疾病关系不大，故答案应选 ACE。

（三）问答题

简述急性盆腔炎的临床表现。

【正确答案】高热伴恶寒或寒战，下腹部或全腹部疼痛难忍，头痛，带下量多，或赤白兼杂，甚至脓血，可伴有腹胀、腹泻、尿频、尿急等症状。

【易错答案】回答不全面。

【答案分析】急性盆腔炎的临床表现主要为一般急性病表现，再加上一些妇科急症的相应表现。

（四）论述题

试述急性盆腔炎的病证特点、治疗原则及预后。

【正确答案】急性盆腔炎发病急，病情重，病势凶险。病因以热毒为主，兼有湿、瘀，故治疗原则以清热解毒利湿，凉血行气止痛以祛邪泄实。立足于彻底治愈，不可迁延。经及时有效的治疗，多可在短期内治愈。失治误治，病时加重，可发展为腹膜炎、败血症、休克，甚至死亡；迁延治疗，多转为盆腔炎性疾病后遗症，长期腰腹部疼痛，带下量多，常常影响生育。

【易错答案】治疗原则回答不准确，对于不良预后回答不全面。

【答案分析】急性盆腔炎属妇科急症，根据其病因，其治疗原则以清热解毒为主，祛湿化瘀为辅。对于其不良预后，多数转为慢性，这点容易记忆，而且会影响生育。而失治误治，病时加重，甚至可出现死亡。

子宫内膜异位症与子宫腺肌病

◎ 重点 ◎

1. 子宫内膜异位症与子宫腺肌病的定义及病因病机

2. 子宫内膜异位症与子宫腺肌病的辨证要点及治疗原则

3. 子宫内膜异位症与子宫腺肌病的定义

◎ 难点 ◎

1. 子宫内膜异位症与子宫腺肌病的诊断及鉴别诊断

2. 子宫内膜异位症与子宫腺肌病的分证论治

3. 子宫内膜异位症与子宫腺肌病的临床表现、诊断及辨证论治

常见试题

（一）单项选择题：

1. 子宫内膜异位症病灶的最多见部位是（　　　）

A. 阴道   B. 外阴   C. 盆腔

D. 膀胱   E. 卵巢

【正确答案】E

【易错答案】C

【答案分析】盆腔是子宫内膜异位症的好发部位，但是仅次于卵巢，卵巢是子宫内膜异位症的最多见病位，故 E 答案正确。

2. 对子宫内膜异位症，目前最具诊断价值的检查方法是（　　）

A. B超   B. 腹腔镜   C. 妇科检查

D. 阴道窥镜   E. 子宫输卵管造影

【正确答案】B

【易错答案】A

【答案分析】超声主要对巧克力囊肿的诊断有价值，典型的巧克力囊肿的超声波影像为无回声区内有密集光点，但腹腔镜检查才是子宫内膜异位症目前最具诊断价值的检查方法，诊断的依据主要基于腹腔镜下典型内异症病灶的形态多为紫蓝色结节或巧克力囊肿，故 B 答案正确。

3. 子宫内膜异位症最典型的症状是（　　）

A. 继发性、进行性加剧的痛经   B. 月经提前，经量增多   C. 经前点滴出血

D. 周期性少量便血   E. 性交痛、不孕

【正确答案】A

【易错答案】E

【答案分析】继发性、进行性加剧的经期下腹部及腰骶部疼痛，是子宫内膜异位症最典型的临床症状，选项 E 可以是子宫内膜异位症的合并症状，但却不是典型症状。故 A 答案正确。

4. 因肾虚血瘀而致子宫内膜异位症，最佳选方是（　　）

A. 肾气丸   B. 温肾散寒汤   C. 益肾调经汤

D. 二仙汤   E. 归肾丸

【正确答案】E

【易错答案】C

【答案分析】C 选项的益肾调经汤主要针对肾气亏损证痛经，而归肾丸具补益肾气、活血化瘀之功，于肾虚血瘀所致子宫内膜异位症恰切相宜，故正确答案选 E。

5. 气虚血瘀所致子宫内膜异位症，最佳治法是（　　）

A. 益气养血，化瘀止痛   B. 温经止痛，养血活血   C. 活血化瘀，养血止痛

D. 益气活血，化瘀止痛   E. 益气养血，调经止痛

【正确答案】D

【易错答案】E

【答案分析】选项 E 主要用于治疗气血虚弱证痛经，而因气虚血瘀而致子宫内膜异位症，最

佳治法是益气活血、化瘀止痛，故 D 答案正确，两者容易混淆，要注意认真审题。

（二）多项选择题

1. 子宫内膜异位症的常见证型包括（　　　）

A. 气滞血瘀证 　　　　　B. 寒凝血瘀证 　　　　　C. 湿热瘀阻证

D. 痰瘀互结证 　　　　　E. 脾虚痰湿证

【正确答案】ABCD

【易错答案】多选或漏选。

【答案分析】子宫内膜异位症的主要病机是瘀血阻滞，常见证型包括气滞血瘀证、寒凝血瘀证、湿热瘀阻证、气虚血瘀证、肾虚血瘀证、痰瘀互结证，故答案应选 ABCD。

2. 下列关于子宫内膜异位症说法正确的是（　　　）

A. 血瘀为主，活血化瘀为治疗总则

B. 良性疾病，但有恶性侵袭行为

C. 不会发生恶变

D. 腹腔镜检查是目前诊断的金标准

E. 有进行性加剧的痛经病史

【正确答案】ABDE

【易错答案】多选或漏选。

【答案分析】子宫内膜异位症少数病例会发生恶变，10%~15% 的卵巢癌患者在手术后发现同时并存子宫内膜异位症，其中 3% 可看到从良性内膜异位组织过渡到完全恶性的转换带，引起癌变，故答案应选 ABDE。

（三）问答题

1. 子宫内膜异位症的诊断要点。

【正确答案】子宫内膜异位症的诊断要点包括：

（1）病史：进行性加剧的痛经病史，或有不孕史，或有剖宫产、人工流产术等手术史。

（2）症状：①疼痛：临床表现继发性、进行性加剧的痛经，疼痛部位固定不移，多位于下腹深部和腰骶部，可放射至会阴、肛门或大腿内侧，常于经潮 1~2 天发作，可伴有性交痛、肛门坠胀感，经期加剧。②月经异常：经量增多，经期延长或月经淋漓不净。③不孕或流产。④肠道内异症可见腹痛、腹泻或便秘，甚至周期性少量便血，膀胱的内异症可在经期出现尿痛、尿频和血尿，呼吸道内异症可见经期咯血及气胸，瘢痕内异症可见瘢痕处结节于经期增大，疼痛加重。

（3）妇科检查：宫颈后上方、子宫后壁、宫骶韧带或子宫直肠陷凹处扪及触痛性结节；子宫不大或者略增大，多后倾固定，活动受限；病变累及卵巢，可于子宫一侧或双侧触及表面呈结节囊性感包块；病变位于宫颈及阴道，可见宫颈表面有稍突出的紫蓝色小点或出血点，或阴道后穹窿有紫蓝色结节，质硬光滑而有触痛。

（4）辅助检查：①血液检查：血清 CA125、CA199，抗子宫内膜抗体测定可提高内异症的诊断率。②B超对内异症的诊断尤其对卵巢等巧克力囊肿的诊断也有实用价值。③腹腔镜检查是目前诊断内异症的金标准。

【易错答案】最常见的错误是对于诊断要点书写不全面，遗漏重要知识点。

【答案分析】这是本节的记忆难点。需要分别从病史、症状、妇科检查、辅助检查四个 方面展开论述：继发性、进行性加剧的下腹部疼痛及腰骶部疼痛是其最典型的症状，甚至可放射至阴道、会阴、肛门或大腿内侧；妇科检查可于宫颈后上方、子宫后壁、宫骶韧带或子宫直肠陷凹处扪及触痛性结节，子宫不大或者略增大，多后倾固定，活动受限；腹腔镜是目前诊断内异症最有价值的检查方法，是诊断的金标准，B超对内异症的诊断尤其对卵巢等巧克力囊肿的诊断也有实用价值。

2.简述子宫内膜异位症的辨证论治。

【正确答案】子宫内膜异位症辨证分型：

（1）气滞血瘀证，治则：理气活血，化瘀止痛。代表方剂：膈下逐瘀汤。

（2）寒凝血瘀证，治则：温经散寒，化瘀止痛。代表方剂：少腹逐瘀汤。

（3）湿热瘀阻证，治则：清热除湿，化瘀止痛。代表方剂：清热调血汤。

（4）气虚血瘀证，治则：益气活血，化瘀止痛。代表方剂：血府逐瘀汤。

（5）肾虚血瘀证，治则：补肾益气，活血化瘀。代表方剂：归肾丸。

（6）痰瘀互结证，治则：化痰散结，活血化瘀。代表方剂：苍附导痰丸。

【易错答案】回答不够全面。

【答案分析】子宫内膜异位症主要病机为瘀血阻滞，活血化瘀为总治则。根据辨证结果，分别佐以理气行滞，温经散寒，清热除湿，补气养血，补肾、化痰等治法。治疗遵循"虚者补之，实者泻之，热者寒之"以辨证论治。

多囊卵巢综合征

◎ 重点 ◎

1.多囊卵巢综合征的定义及病因病机

2.多囊卵巢综合征的治疗原则

3.多囊卵巢综合征的定义、病理、临床表现及辨证论治

◎ 难点 ◎

1.多囊卵巢综合征的诊断及鉴别诊断

2.多囊卵巢综合征的辨证论治

常见试题

(一)单项选择题

1. 治疗肝郁化火证多囊卵巢综合征的首选方是（　　　）

A. 逍遥散 　　　　　　　B. 龙胆泻肝汤 　　　　　　　C. 柴胡逍遥散

D. 丹栀逍遥散 　　　　　E. 清肝止淋汤

【正确答案】D

【易错答案】E

【答案分析】清肝止淋汤清利湿热，固冲止血，主要用于治疗湿热证经间期出血，而丹栀逍遥散主治肝郁化火之证，是肝郁化火证多囊卵巢综合征的首选方，正确答案当选D。

2. 多囊卵巢综合征发病多与（　　　）关系密切

A. 肝肾脾 　　　　　　　B. 心肝肾 　　　　　　　C. 肝脾心

D. 心脾肾 　　　　　　　E. 以上都不是

【正确答案】A

【易错答案】B、D

【答案分析】多囊卵巢综合征以脏腑功能失调为本，其发病多与肾、脾、肝关系密切，故正确答案应选A。

3. 治疗肾阳虚证多囊卵巢综合征，首选（　　　）

A. 归肾丸 　　　　　　　B. 加减苁蓉菟丝子丸 　　　　　　　C. 大补元煎

D. 右归丸 　　　　　　　E. 济生肾气丸

【正确答案】D

【易错答案】B

【答案分析】加减苁蓉菟丝子丸补肾益气，调理冲任，主要用于治疗肾气亏损证闭经，而肾阳虚证多囊卵巢综合征，当首选右归丸以温补肾阳，填精补血，故正确答案应首选D。

4. 多囊卵巢综合征B超检查可见（　　　）

A. 项链征 　　　　　　　B. 三线征 　　　　　　　C. 落雪状回声

D. 双环征 　　　　　　　E. 彗尾征

【正确答案】A

【易错答案】B

【答案分析】多囊卵巢综合征超声下可见一侧或双侧卵巢各可见12个以上直径为2~9mm无回声区围绕卵巢边缘，呈车轮状排列，称为"项链征"，故正确答案应首选A。

(二)多项选择题

1. 根据多囊卵巢综合征患者体胖、多毛、卵巢增大、包膜增厚的特点，临床常配以（　　　）

A. 祛痰软坚   B. 疏肝泻火   C. 化瘀消癥

D. 健脾除湿   E. 行气解郁

【正确答案】AC

【易错答案】多选或漏选。

【答案分析】多囊卵巢综合征以脏腑功能失调为本，痰浊、瘀血阻滞为标，病理产物作用于机体，常配以祛痰软坚，化瘀消癥之品，故答案应选 AC。

2. 脾虚痰湿证多囊卵巢综合征可见（　　　　）

A. 月经后期或月经稀发   B. 形体肥胖   C. 肢倦神疲

D. 烦躁易怒   E. 乳房胀痛

【正确答案】ABC

【易错答案】多选或漏选。

【答案分析】多囊卵巢综合征脾虚痰湿证可见月经后期，量少色淡，月经稀发，甚至闭经，形体肥胖，多毛，头晕胸闷，喉间多痰，肢倦神疲，脘腹胀闷，带下量多，婚久不孕；舌体胖大，色淡，苔厚腻，脉沉滑。烦躁易怒，乳房胀痛为气滞血瘀证的表现，故答案应选 ABC。

（三）问答题

简述多囊卵巢综合征的症状和内分泌特征。

【正确答案】症状可见月经稀发、月经量少减至闭经或月经量多与闭经相间出现，多毛、不孕、肥胖、痤疮或出现黑棘皮症。内分泌特征为雄激素、雌酮均增高，LH/FSH > 2，血 $E_1/E_2 > 1$，胰岛素高于生理水平。

【易错答案】最常见的错误是对多囊卵巢综合征的临床症状描述不准确，内分泌特征描述不全面。

【答案分析】多囊卵巢综合征是以月经稀发或无排卵，高雄激素或胰岛素抵抗，多囊卵巢为特征的内分泌紊乱的症候群，临床症状除了月经改变，最常见的症状是多毛、肥胖、不孕、痤疮或黑棘皮症。

第十一章　女性生殖器官解剖

◎ 重点 ◎

1.骨盆正常的径线与分娩的关系

2.子宫的形态、结构与功能

◎ 难点 ◎

1.骨盆的类型

2.阴道的生理功能

3.输卵管、卵巢的解剖与生理功能

常见试题

单项选择题

1.关于生殖器解剖下列哪项是错误的（　　　　）

A.肛提肌有耻尾肌、髂尾肌、坐尾肌组成

B.前庭大腺又称巴氏腺，开口于阴道前庭

C.子宫肌层外层纵行，内层环形，中层交织

D.子宫颈前方无腹膜覆盖

E.阔韧带外1/3为骨盆漏斗韧带

【正确答案】B

【易错答案】E

【答案分析】前庭大腺又称巴氏腺，位于阴道口的两侧，大阴唇后部，如黄豆大，左右各一，腺管细长，开口于前庭后方小阴唇与处女膜之间的沟内，性兴奋时分泌黄白色液，起润滑作用。

2.下列那组器官的黏膜为高柱状上皮（　　　　）

A.阴道、子宫颈管 　　　　　　B.子宫体、子宫峡部 　　　　　　C.输卵管、子宫体

D.阴道、输卵管 　　　　　　E.子宫颈管、输卵管

【正确答案】E

【易错答案】A

【答案分析】子宫颈管、输卵管黏膜为高柱状上皮，阴道黏膜为复层鳞状上皮，子宫体、子

宫峡部黏膜是单层柱状上皮。

3. 构成骨盆的骨骼不包括（　　　）

A. 骶骨　　　　　　　　　B. 尾骨　　　　　　　　　C. 左髋骨

D. 右髋骨　　　　　　　　E. 坐骨

【正确答案】E

【易错答案】D

【答案分析】构成骨盆的骨骼包括骶骨、尾骨、左右髋骨；坐骨构成髋骨。

4. 女性外生殖器不包括（　　　）

A. 阴阜　　　　　　　　　B. 大小阴唇　　　　　　　C. 前庭大腺

D. 会阴　　　　　　　　　E. 阴道

【正确答案】E

【易错答案】D

【答案分析】女性外生殖器包括阴阜、大小阴唇、前庭、前庭大腺、会阴等，不包括阴道。阴道是内外生殖器的通道而不外露。

5. 关于前庭大腺描写错误的是（　　　）

A. 位于阴道口两侧，大阴唇的后外部

B. 开口在尿道后壁近尿道外口处

C. 性兴奋时分泌滑润黏液

D. 正常情况下不易触到

E. 感染后腺管堵塞，可形成囊肿

【正确答案】B

【易错答案】A

【答案分析】前庭大腺开口于前庭后方小阴唇与处女膜之间的沟内。其余皆为记忆内容。

6. 女性内生殖器不包括（　　　）

A. 前庭大腺　　　　　　　B. 附件　　　　　　　　　C. 子宫

D. 输卵管　　　　　　　　E. 卵巢

【正确答案】A

【易错答案】B

【答案分析】女性内生殖器包括阴道、子宫、输卵管和卵巢，后二者称子宫附件，前庭大腺属于外生殖器。

7. 关于子宫不正确的是（　　　）

A. 成年的子宫长约 7~8cm，宽约 4~5cm，厚约 2~3cm，容量约 5mL

B. 子宫体与子宫颈的比例成人为 2∶1

C. 子宫体与子宫颈之间最狭窄的部分为子宫峡部

D. 子宫峡部下端是组织学内口

E. 经产妇的子宫颈外口为圆形

【正确答案】E

【易错答案】D

【答案分析】经产妇受分娩影响，宫颈外口形成大小不等的横裂而不是圆形。其余选项为记忆内容。

8. 保持子宫前倾位置的主要韧带是（　　　）

A. 圆韧带　　　　　　　　B. 阔韧带　　　　　　　　C. 卵巢固有韧带

D. 主韧带　　　　　　　　E. 骨盆漏斗韧带

【正确答案】A

【易错答案】E

【答案分析】圆韧带起于子宫两侧角的前面，终止于大阴唇前端，使子宫底保持前倾位置。阔韧带包括：卵巢固有韧带及骨盆漏斗韧带，限制子宫向两侧移动；主韧带是维持子宫颈正常位置、不至于向下脱垂的重要结构。

9. 骶骨的上缘向前突出，形成的骨骼标志，称为（　　　）

A. 坐骨棘　　　　　　　　B. 髂嵴　　　　　　　　C. 坐骨结节

D. 骶岬　　　　　　　　　E. 髂前上棘

【正确答案】D

【易错答案】B

【答案分析】第一骶椎骨的上缘向前突出，形成的骨盆骨骼标志，称为骶岬。此为记忆内容。

10. 两坐骨结节的后上方，各有一尖形突起，称为（　　　）

A. 坐骨棘　　　　　　　　B. 髂嵴　　　　　　　　C. 坐骨结节

D. 骶岬　　　　　　　　　E. 髂前上棘

【正确答案】A

【易错答案】B

【答案分析】两侧坐骨结节的后上方，各有一尖形突起，为胎先露下降的重要标志，称为坐骨棘。

【答案分析】垂体分泌的激素包括卵泡刺激素、黄体生成素、泌乳素。

第十二章　女性生殖系统生理

◎ **难点** ◎

1. 卵巢的周期性变化
2. 生殖器官的周期性变化

常见试题

（一）问答题

1. 简述雌激素在性周期中的变化规律。

【正确答案】生育年龄妇女，血中雌激素水平呈周期性变化：一般月经周期第 1 周甚少，排卵前一天达第一个高峰，排卵后有所下降，月经周期 21 天左右，形成第二个高峰，待黄体萎缩时其水平急速下降，至月经前期达最低水平。

【易错答案】雌激素的生理作用，如对生殖系统、乳腺、代谢、骨骼、心血管、皮肤等方面。

【答案分析】此题主要考查在月经周期中雌激素水平的变化。

2. 简述孕激素在性周期中的变化规律。

【正确答案】一般排卵后 1 周，即月经周期的第 20 天左右黄体发育成熟，分泌量达最高峰，以后随黄体萎缩分泌量逐渐下降，至月经来潮时，恢复到排卵前的水平。

【易错答案】回答孕激素在生殖系统、乳腺、代谢、体温等方面的作用。

【答案分析】此题主要考查在月经周期中孕激素水平的变化。

3. 简述女性雄激素来源及生理作用。

【正确答案】雄激素主要由肾上腺皮质产生，极少量由卵巢间质部分泌。能促进阴毛、腋毛生长，促进青春期少年肌细胞生长和骨骼的发育，使青春后期骨骼愈合。促进蛋白合成及骨髓造血。可能与性欲有关。

【易错答案】雄激素由卵巢分泌。

【答案分析】此为记忆内容。

（二）论述题

1. 试述卵巢的周期性变化。

【正确答案】（1）卵泡的发育及成熟：未发育的卵泡称始基卵泡。每一始基卵泡中含有一个卵母细胞，周围有一层棱形细胞围绕。从青春期开始，在垂体前叶促卵泡激素（FSH）作用下，始基卵泡开始发育，但每一月经周期一般只有一个卵泡达到成熟并排卵。

（2）排卵：随着卵泡的发育成熟，卵泡逐渐向卵巢表面移行并向外突出，当卵泡接近卵巢表面时，该处表层细胞变薄，最后破裂，出现排卵。即随着卵泡液的流出，卵母细胞透明带、放射冠和卵丘内小部分颗粒细胞同时排出。排卵一般发生在下次月经来潮前14日左右，卵子可由两侧卵巢轮流排出，也可由一侧卵巢连续排出。卵子排出后经输卵管伞端的"捡拾"进入输卵管。

（3）黄体的形成与退化：排卵后卵泡壁塌陷，卵泡膜内血管破裂，血液流入胞腔且形成血块，此称血体。卵泡壁的破口被纤维蛋白封闭而修复。卵泡内留下的细胞主要在促黄体生成素的作用下积聚黄色的类脂颗粒形成黄体细胞，此时，血体变成黄体。

【易错答案】卵巢的功能，包括生殖功能及分泌功能。

【答案分析】考查卵泡发育至成熟、排卵及黄体形成至萎缩的过程。

2. 试述子宫内膜的周期性变化。

【正确答案】子宫内膜的周期性变化有增生期、分泌期和月经期。

（1）增生期：行经时功能层子宫内膜剥脱，随月经血排出，仅留下基底层。在雌激素影响下，内膜很快修复，逐渐生长变厚，细胞增生。增生期又可分为早、中、晚三期。增生早期：内膜的增生与修复在月经期即已开始，约在月经周期的5~7日，此期内膜较薄，约1mm。增生中期：约在月经周期的第8~10日，此期特征是间质水肿明显，腺体数增多、增长，呈弯曲形，腺上皮细胞表现增生活跃，细胞呈柱状，且有分裂相。增生晚期：约在月经周期的第11~14日，此期内膜增厚至2~3mm，表现高低不平，略呈波浪形。

（2）分泌期：为月经周期的后半期。排卵后，卵巢内形成黄体，分泌雌激素与孕激素，能使子宫内膜继续增厚，腺体增大。分泌期也分早、中、晚三期。

分泌早期：约在月经周期的第15~19日。此期内膜腺体更长，弯曲更明显。腺上皮细胞的核下开始出现含糖原的小泡，间质水肿，螺旋小动脉继续增生。

分泌中期：约在月经周期的第20~23日。内膜较前更厚并呈锯齿状。腺体内的分泌上皮细胞顶端胞膜破碎，细胞内的糖原溢乳腺体，称为顶浆分泌。

分泌晚期：约在月经周期的第24~28日。此期为月经来潮前期。子宫内膜厚达10mm，并呈海绵状。

（3）月经期：约在月经周期的第1~4日。体内雌激素水平更低，已无孕激素存在。内膜中血循环障碍加剧，组织变性、坏死加重，出血较多，可直接来自毛细血管和小动脉的破裂，或间接来自破裂后所形成的血肿，也有部分来自血管壁的渗出及组织剥脱时静脉出血。变性、坏死的内膜与血液想混而排出，形成月经血。分期描述实际上并不能截然分开，其变化是连续的，在各期之间存在相互交叉的关系。

【易错答案】此为记忆内容。

【答案分析】此题考查子宫内膜在月经周期内的变化。

第十三章　正常妊娠

◎ **重点** ◎

1. 熟悉胎儿附属物的形成和功能

2. 熟悉妊娠期母体生殖系统、乳房、循环及血液系统的改变

◎ **难点** ◎

了解受精卵的发育、输送与着床的生理过程

常见试题

（一）单项选择题

1. 卵子受精是在输卵管的哪个部位（　　　）

A. 伞部　　　　　　　　　B. 壶腹部与峡部联接处　　　　C. 峡部与间质部联接处

D. 间质部内　　　　　　　E. 内侧 1/3 处

【正确答案】B

【易错答案】A、C、D、E

【答案分析】精卵在输卵管的壶腹部与峡部联接处相遇并完成受精。排除其他答案。

2. 受精卵着床必须具备的条件，哪项是错误的（　　　）

A. 透明带必须消失　　　　B. 滋养层分化出合体滋养层　　C. 受精卵发育至囊胚期

D. 囊胚与子宫内膜同步发育　　E. 必须有足够的雌激素

【正确答案】E

【易错答案】A、B、C、D

【答案分析】着床必须具备的条件是：透明带必须消失；囊胚细胞滋养细胞必须分化出合体滋养细胞；囊胚和子宫内膜必须同步发育并相互配合；孕妇体内必须有足够数量的孕酮，子宫有一个极短的敏感期允许受精卵着床。

3. 关于受精卵发育与植入，正确的是（　　　）

A. 精子到达输卵管与卵子相遇，顶体外膜破裂释放出顶体酶，称为精子获能

B. 获能的精子穿透初级卵母细胞的透明带，为受精的开始

C. 孕卵植入后蜕膜产生"早孕因子"，抑制母体淋巴细胞活性

D. 妊娠期的子宫内膜称为蜕膜

E. 囊胚与子宫肌层间的蜕膜为真蜕膜

【正确答案】D

【易错答案】A、B、C、E

【答案分析】受精卵着床后，在孕酮作用下，子宫内膜腺体增大弯曲，腺腔中含大量黏液及糖原。内膜血管充血，结缔组织细胞肥大。月经周期变化暂时停止，此时的子宫内膜称蜕膜。

4. 关于胎盘功能错误的是（　　　　）

A. 免疫功能 B. 气体交换 C. 排泄功能

D. 防御功能 E. 促进胎儿成熟

【正确答案】E

【易错答案】A、B、C、D

【答案分析】胎盘功能主要有免疫功能、交换功能、排泄作用、防御功能等。

5. 胎儿附属物不包括（　　　　）

A. 胎盘 B. 胎膜 C. 胎脂

D. 脐带 E. 羊水

【正确答案】C

【易错答案】A、B、D、E

【答案分析】胎儿附属物包括胎盘、胎膜、脐带、羊水。

6. 关于羊水功能错误的是（　　　　）

A. 保证胎儿在宫腔内有一定限度的活动

B. 供给胎儿一定营养

C. 保持胎儿在宫腔内的恒温

D. 气体交换功能

E. 保护胎儿免受外来的撞击

【正确答案】D

【易错答案】A、B、C、E

【答案分析】羊水功能具有：保证胎儿在宫腔内有一定限度的活动，供给胎儿一定营养，保持胎儿在宫腔内的恒温，保护胎儿免受外来的撞击等。

7. 正常妊娠时，绒毛膜促性腺激素出现高峰是在末次月经后的（　　　　）

A. 5~7 周 B. 8~10 周 C. 10~12 周

D. 12~14 周 E. 14~16 周

【正确答案】B

【易错答案】A、C、D、E

【答案分析】正常妊娠时，绒毛膜促性腺激素出现高峰是在末次月经后的8~10周。

8.绒毛膜促性腺激素的产生来自（　　　）

A.底蜕膜　　　　　　　　　B.羊膜　　　　　　　　　C.细胞滋养层细胞

D.胎盘合体滋养层细胞　　　E.真蜕膜

【正确答案】D

【易错答案】C

【答案分析】绒毛膜促性腺激素由胎盘合体滋养细胞产生。

9.正常妊娠的生理改变正确的是（　　　）

A.肾上腺皮质激素降低　　　B.醛固酮降低　　　　　　C.血浆白蛋白降低

D.皮质醇降低　　　　　　　E.甲状腺素降低

【正确答案】C

【易错答案】E

【答案分析】血浆蛋白从孕早期开始降低，主要是白蛋白减少。

10.关于妊娠期母体生殖系统的变化，哪项是错误的（　　　）

A.子宫于妊娠12~14周出现不规则无痛性收缩，称BraxtonHicks收缩

B.阴道黏膜增厚，变软，皱褶增多，伸展性增加

C.妊娠早期可见妊娠黄体，约在孕10周后开始萎缩

D.妊娠早期乳房增大，乳头变黑，易勃起

E.近预产期时，宫颈变短，鳞柱状上皮交界处内移，出现糜烂面

【正确答案】E

【易错答案】A

【答案分析】妊娠期由于宫颈管腺体肥大、增生，并向外、向深部伸展，使鳞状上皮的交界向宫颈表面推移，近中心的宫颈便由原来的鳞状上皮改由单层柱状上皮覆盖，由于柱状上皮不能掩盖其下组织，外观色红如糜烂状，称假性糜烂。

11.妊娠期间子宫的变化正确的是（　　　）

A.足月的宫腔容量增加20倍，为1000mL

B.足月的子宫重量增加10倍，为500g

C.肌细胞于早期增生，数目增加

D.子宫下段于怀孕后期增长速度最快

E.子宫下段于临产时可伸展至7~10cm

【正确答案】E

【易错答案】A

【答案分析】妊娠12周以后，子宫峡部逐渐伸展、拉长、变薄、扩展，成为子宫腔的一部分，形成子宫下段，分娩时可进一步伸展成7~10cm长。

12.妊娠期代谢变化，哪项是错误的（　　　）

A.蛋白质代谢呈负氮平衡，机体水分平均增加 8~10 升

B.胰岛素需要量增加

C.糖原储备减少，易发生酮血症

D.妊娠晚期基础代谢增高 15~20%

E.足月妊娠时体重约增加 12.5kg

【正确答案】A

【易错答案】B

【答案分析】妊娠期孕妇处于正氮平衡状态，对蛋白质的需要量增加。水潴留增加，是正常生理性改变，妊娠末期组织间可增加 1~2L。

（二）问答题

简述绒毛膜促性腺激素的生理功能。

【正确答案】绒毛膜促性腺激素的主要功能有：作用于月经黄体，与黄体细胞膜上的受体结合，激活腺苷酸环化酶，产生生化反应延长黄体寿命，并使黄体增大成为妊娠黄体，增加留体激素的分泌，从而维持妊娠；直接作用于下丘脑正中隆突而抑制排卵；有促卵泡成熟活性、甲状腺活性和促睾丸间质细胞活性；临床上用于诱导排卵、治疗不孕症等。

【易错答案】绒毛膜促性腺激素在孕期中的变化。

【答案分析】此题考查绒毛膜促性腺激素在孕期中的功能，为记忆内容。

（三）论述题

论述受精卵的发育、输送与着床。

【正确答案】精液进入阴道内，精子离开精液经宫颈管进入子宫腔，与子宫内膜接触后，子宫内膜白细胞产生 α 与 β 淀粉酶，解除精子顶体酶上的"去获能因子"，使精子有受精能力，卵子从卵巢排出后进入腹腔，经输卵管伞端的"拾卵"作用，进入输卵管壶腹部与峡部联接处等待受精。当精子与卵子相遇，精子顶体外膜破裂，释放出顶体酶，称为顶体反应。通过酶的作用，使精子穿过放射冠和透明带。只有发生顶体反应的精子才能与卵子融合。当精子头部与卵子表面接触时便开始了受精过程。获能的精子穿过次级卵母细胞透明带为受精的开始，而卵原核与精原核融合为受精的完成，形成二倍体的受精卵。受精卵的分裂称卵裂。约在受精后第 3 日，分裂成由 16 个细胞组成的实心细胞团，称为桑葚胚或早期囊胚。受精卵开始进行有丝分裂的同时，借助输卵管的蠕动和纤毛摆动，逐渐向子宫腔方向移动。约在受精后第 4 日，早期囊胚进入子宫腔，在子宫腔内继续分裂发育成晚期囊胚。约在受精后第 5~6 日，晚期囊胚之透明带消失以后开始着床，第 11~12 日完成。晚期囊胚侵入到子宫内膜的过程，称为受精卵着床或植入。经过着床，原来漂流的胚泡紧密附着于子宫壁，进而埋入子宫壁中，从而取得母体营养和保护，建立起母子间结构上的联系。

【易错答案】论述不全面。

【答案分析】此题考查胚胎形成早期的重要过程。为记忆内容。

第十四章 正常分娩

◎ **重点** ◎

1. 枕先露的分娩机制

2. 产程不同时期的临床表现和处理原则

3. 先兆临产的诊断及产程的分期方法

◎ **难点** ◎

1. 决定分娩的四因素

2. 各期产程的临床经过

常见试题

（一）单项选择题

1. 关于正常产道，下述哪项表述是正确的（　　　）

A. 中骨盆平面横径比前后径大

B. 骨盆入口前后径比横径大

C. 站立时骨盆入口平面与地面平行

D. 中骨盆平面是骨盆最窄平面

E. 骨盆入口平面是骨盆的最宽平面

【正确答案】D

【易错答案】E

【答案分析】中骨盆是骨盆的最小、最窄平面，其特点为前后径长而横径短，在产科临床上极为重要。站立时骨盆入口平面与地面垂直故 C 答案错误。骨盆入口平面特点是前后径短而横径长。骨盆最大平面骨盆腔内最宽敞的部分。其前方为耻骨联合后面的中点，两侧相当于髋臼中心，后方为第 2、3 骶椎之间，近似圆形，前后径和横径的平均值均为 12.5cm 左右，无产科临床重要性。

2. 关于骨盆哪项是错误的（　　　）

A. 中骨盆平面是指从耻骨联合中点，经过坐骨棘止于骶尾关节

B. 真骨盆呈前浅后深的形态，它的形状、径线直接影响胎儿的分娩

C. 骨盆入口平面呈椭圆形，以利胎头斜径入盆

D. 骨盆出口前后径大于横径

E. 肛诊或阴道检查时可触到坐骨棘，是胎先露位置的重要标志点

【正确答案】A

【易错答案】B、C、D、E

【答案分析】中骨盆平面是由耻骨联合下缘起经两侧坐骨棘至后方骶骨下端。骨盆入口平面特点是前后径短而横径长。骨盆最大平面骨盆腔内最宽敞的部分。其前方为耻骨联合后面的中点，两侧相当于髋臼中心，后方为第2、3骶椎之间，近似圆形，前后径和横径的平均值均为12.5cm左右，无产科临床重要性。

3. 关于骨产道，下述哪项是正确的（　　　）

A. 骨盆是由骶骨、耻骨、尾骨组成

B. 骨盆出口平面是由骶尾关节、两侧坐骨棘、耻骨联合下缘围绕的骨盆腔最低平面

C. 骨盆入口平面为骶岬上缘、髂耻线与耻骨联合上缘

D. 真骨盆两侧为髂骨翼，后面为第5腰椎

E. 中骨盆平面横径为坐骨结节间径

【正确答案】E

【易错答案】A、B、C、D

【答案分析】骨盆入口平面前起耻骨联合上缘，两侧经髂骨嵴，至后面的骶骨岬上缘。骨盆入口平面特点是前后径短而横径长。骨盆最大平面骨盆腔内最宽敞的部分。其前方为耻骨联合后面的中点，两侧相当于髋臼中心，后方为第2、3骶椎之间，近似圆形，前后径和横径的平均值均为12.5cm左右。

4. 产力不包括（　　　）

A. 子宫收缩力　　　　B. 膈肌收缩力　　　　C. 腹肌收缩力

D. 胎儿旋转力　　　　E. 肛提肌收缩力

【正确答案】D

【易错答案】A、B、C、E

【答案分析】子宫收缩力的特点包括节律性、对称性和极性、缩复作用、圆韧带的收缩作用。此处为记忆内容。

5. 关于临产后宫缩的特点，正确的是（　　　）

A. 有节律的阵发性收缩，由弱到强并维持一定时间

B. 自子宫两角开始，以每分钟约2cm速度向子宫下段扩展

C. 体部肌纤维收缩时变短变宽，松弛时恢复原状

D. 宫缩的极性是指底部最弱，下段最强

E. 第二产程宫缩高峰时子宫内压力可达25~30mmHg

【正确答案】C

【易错答案】A、B、D、E

【答案分析】体部肌纤维收缩时越来越短，反复收缩，称为"缩复"。

6.关于软产道的组成，正确的是（　　　）

A.由子宫底、子宫体、子宫颈及阴道构成的通道

B.由子宫体、子宫颈及阴道会阴构成的通道

C.由子宫下段、子宫颈、阴道及骨盆底软组织构成的通道

D.由子宫体、子宫下段、子宫颈及阴道构成的通道

E.由子宫颈、阴道及骨盆底软组织构成的通道

【正确答案】C

【易错答案】A、B、D、E

【答案分析】软产道是由子宫下段、宫颈、阴道及骨盆底软组织构成的通道，其他选项均为干扰选项。

7.关于生理性缩复环，正确的是（　　　）

A.宫缩使子宫上、下段肌壁厚度不同，在子宫外面有一环状隆起

B.常伴有胎儿窘迫

C.系因宫体缩复作用及子宫下段牵拉扩张所致

D.是先兆子宫破裂的征象之一

E.常提示有胎儿先露部受阻

【正确答案】C

【易错答案】A、B、D、E

【答案分析】临产后，子宫体部因缩复作用肌肉越来越厚，而子宫下段肌壁被牵拉扩张，变得越来越薄，可长达7~10cm，同时将宫颈向上、向外牵拉，最后宫颈被展平，与子宫下段融合成一圆筒状结构。由于子宫上下段肌壁厚薄不同，在子宫内面两者的交界处形成环状隆起，称生理缩复环。了解此内容，可排除其他选项。

8.胎头衔接是指（　　　）

A.腹部检查四步触诊查明胎头已半固定

B.胎头进入骨盆入口，双顶径达到坐骨棘水平

C.胎头双顶径进入骨盆入口平面

D.先露部已达到坐骨棘水平

E.胎头枕额径已达坐骨棘水平

【正确答案】C

【易错答案】A、B、D、E

【答案分析】正常胎儿在子宫内胎头呈半俯屈状态，一般以双顶径进入骨盆入口。当胎头颅骨最低点接近或达到坐骨棘水平时，称为衔接。

9. 指出下列正常分娩机制哪项是正确的（　　）

A. 仰伸：颏部紧贴胸部

B. 俯屈：大囟门位置下降最低

C. 内旋转：大囟门转向母体前方

D. 衔接：无论初产妇、经产妇、儿头均于临产后衔接

E. 外旋转：胎头随肩的内旋转而外旋转

【正确答案】E

【易错答案】A、B、C、D

【答案分析】胎头娩出时，胎儿双肩径沿着骨盆入口左斜径下降，而在胎头内旋转时胎肩仍保持原来的位置。因此，在胎头娩出后，为使胎头与胎肩恢复正常关系，胎头枕部向左旋转45°以保持胎头矢状缝与胎儿双肩径的垂直关系，称为外旋转。胎头完成外旋转即标志着胎肩已完成内旋转的动作。

10. 分娩即将开始的较可靠征象是（　　）

A. 阴道流出血性黏液　　　　　　B. 胎动活跃

C. 子宫底降低　　　　　　D. 尿中绒毛膜促性腺激素量增多

E. 先露已入盆

【正确答案】A

【易错答案】B

【答案分析】在接近分娩时，部分产妇可见阴道有少量的血性分泌物排出，称见红。见红是分娩即将开始的可靠征象，大多数产妇在24~48小时内临产。其他均不是分娩的可靠表现。

11. 关于产程分期，正确的是（　　）

A. 第一产程，初产妇约需11~22小时

B. 第二产程，初产妇约需2~3小时

C. 第一产程，经产妇约需8~10小时

D. 第二产程，经产妇约需1~2小时

E. 第三产程，初产妇与经产妇均需40分钟左右

【正确答案】A

【易错答案】E

【答案分析】关于产程的描述，第一产程初产妇一般需11~22个小时，经产妇约需6~16小时。第二产程初产妇约需1~2小时，经产妇不超过1小时，通常在30分钟以内。第三产程初产妇与经产妇相同，约需5~15分钟，一般不超过30分钟。其他为干扰选项。

12. 枕先露临产过程，胎头下降程度的标志是（　　）

A. 阴道外口　　　　　　B. 坐骨棘联线　　　　　　C. 骨盆出口平面

D. 骨盆入口平面　　　　　　E. 坐骨结节连线

【正确答案】B

【易错答案】A

【答案分析】胎头下降的程度以胎儿颅骨最低点与骨盆坐骨棘平面的关系为标志。骨盆出口平面，不是一个真正的平面，而是由两个不在一个水平面上的三角形组成。前三角的顶端为耻骨联合下缘，两侧为耻骨降支；后三角的尖端为骶尾关节，两侧为骶结节韧带。坐骨结节间径为两个三角形共同的底。

13. 胎儿娩出 10 分钟，阴道出血 200mL 作何处理（　　）

A. 按摩子宫　　　　　　　B. 牵拉脐带　　　　　　　C. 快速娩出胎盘

D. 检查会阴伤口　　　　　E. 肌肉注射宫缩剂

【正确答案】C

【易错答案】D

【答案分析】胎儿娩出后，胎盘未完全剥离或未娩出而出血多时，应立即娩出胎盘或行手取胎盘术。

14. 陈女士，25 岁，初产妇孕足月，一年前有流产史，胎儿顺利娩出 4 分钟后出现阴道暗红色间歇流血，约 150mL，首先应考虑的原因是（　　）

A. 阴道静脉破裂　　　　　B. 颈管裂伤　　　　　　　C. 血凝障碍

D. 胎盘嵌顿　　　　　　　E. 正常位置胎盘剥离

【正确答案】E

【易错答案】D

【答案分析】正常胎盘剥离的征象包括有阴道少量流血，子宫体变硬，呈球形，胎盘剥离后降至子宫下段，下段被扩张，子宫体呈狭长形被推向上，子宫底升高达脐上；剥离的胎盘降至子宫下段，阴道口外露的一段脐带自行延长；用手掌尺侧在产妇耻骨联合上方轻压子宫下段时，子宫体上升而外露的脐带不再回缩。

（二）多项选择题

临产后，正常的子宫收缩特点是（　　）

A. 节律性　　　　　　　　B. 对称性　　　　　　　　C. 极性

D. 缩复作用　　　　　　　E. 强直性

【正确答案】ABCD

【易错答案】ABCDE

【答案分析】临产后正常的子宫收缩特点是节律性、对称性和极性、缩复作用。

（三）问答题

1. 简述先兆临产的表现。

【正确答案】（1）假临产：又称假阵缩。其特点是宫缩间隔的时间不规律，强度不大，只感到下腹部有轻微的胀痛，常在夜间出现而清晨消失；持续的时间短且不恒定，一般不超过 30 秒。

假临产不伴有宫颈管的缩短和宫口扩张，并可被镇静药缓解。

（2）胎儿下降感：孕妇自觉呼吸较以前轻快，上腹部较前舒适，进食量增多。胎头下降压迫骨盆和膀胱，孕妇常有尿频的症状。

（3）见红：在接近分娩时，部分产妇可见阴道有少量的血性分泌物排出，称见红。是分娩即将开始的可靠征象，大多数产妇在 24~48 小时内临产。

【易错答案】见红不是临产的唯一征象

【答案分析】假临产即假宫缩不是分娩开始的可靠征象，当发展成频发有规律的宫缩时才是分娩即将开始的表现。胎儿下降感和见红都是先兆临产的表现。

2. 简述第一产程的临床表现。

【正确答案】（1）规律宫缩：产程开始时，宫缩持续时间较短（约 30 秒），且较弱间歇时间较长（约 5~6 分钟）；随产程进展，宫缩持续时间逐渐延长，间歇时间渐缩短，而且宫缩强度也不断增加，至第一产程末，宫缩可达每 2~3 分钟一次，每次持续 50~60 秒。

（2）宫口开大：随缩宫的渐频且不断增强，宫颈管逐渐消失进而逐渐扩张。

（3）胎头下降：胎头能否顺利下降，是决定能否经阴道分娩的重要条件。胎头下降的程度以胎儿颅骨最低点与骨盆坐骨棘平面的关系为标志。

（4）胎膜破裂：羊膜腔压力增加到一定程度时即自然破裂，称之为破膜（或破水）。破膜多发生在宫口近开全或开全时。

【易错答案】规律宫缩与假阵缩有区别。

【答案分析】规律宫缩指宫缩持续时间较短（约 30 秒），且较弱间歇时间较长（约 5~6 分钟）；随产程进展，宫缩持续时间逐渐延长，间歇时间渐缩短，而且宫缩强度也不断增加。假阵缩其特点是宫缩间隔的时间不规律，强度不大，只感到下腹部有轻微的胀痛，常在夜间出现而清晨消失；持续的时间短且不恒定，一般不超过 30 秒。

3. 简述胎盘剥离征象。

【正确答案】胎盘剥离的征象有：子宫体变硬，呈球形，胎盘剥离后降至子宫下段，下段被扩张，子宫体呈狭长形被推向上，子宫底升高达脐上；剥离的胎盘降至子宫下段，阴道口外露的一段脐带自行延长；用手掌尺侧在产妇耻骨联合上方轻压子宫下段时，子宫体上升而外露的脐带不再回缩；阴道少量流血。

【易错答案】阴道大量出血与胎盘剥离的诊断。

【答案分析】胎盘剥离后宫体升高达脐上，阴道口外露的脐带自行延长不再回缩。阴道有少量流血，若阴道大量出血则不是胎盘剥离的征象。

（四）论述题

试述决定分娩的四因素。

【正确答案】影响分娩的因素应包括产力、产道、胎儿和精神四因素。

产力：是将胎儿及其附属物从子宫腔排出的力量，包括子宫收缩力、腹肌和膈肌的收缩力以及盆底肛提肌的收缩力。子宫收缩力是产力中最主要的，在整个产程中始终起主导作用。临产后，通过子宫收缩使子宫下段和宫颈进行性扩张，胎儿下降，最后将胎儿及其附属物自产道娩出。腹肌及膈肌收缩力仅在第二产程时起重要辅助作用。肛提肌收缩力对先露部在盆腔内的内旋转起重要作用。

产道：产道是胎儿娩出的通道，分为骨产道和软产道两部分。骨产道指真骨盆，是产道的重要部分，其形状、大小与分娩关系密切。软产道是由子宫下段、宫颈、阴道及骨盆底软组织构成的管道。

胎儿：胎儿的大小、胎位及有无畸形是影响分娩过程的重要因素。

精神因素：分娩对产妇来说是一个应激状态。在分娩过程中，精神心理状态可以明显地影响产力，进而影响产程的进展。

【易错答案】此处常忘记写精神因素。

【答案分析】产力和产道、胎儿在分娩因素中有重要作用，而精神因素的地位亦不可忽略。

第十五章　妇科检查及妇产科常用特殊检查

◎ **重点** ◎

1.妇科特殊检查的方法及记录

2.妇科特殊检查的临床意义

3.产科检查触诊的四步手法

◎ **难点** ◎

1.妇产科常用特殊诊断技术的方法及适应证、禁忌证

2.妇产科常用特殊诊断技术的临床意义及应用

常见试题

（一）单项选择题

1.宫颈黏液呈典型羊齿叶状结晶，对正常月经周期的妇女在其周期的多少天时出现（　　）

A.第8~9天　　　　　　　　B.第6~7天　　　　　　　　C.第13~14天

D.第23~25天　　　　　　　E.第18~20天

【正确答案】C

【易错答案】A、B、D、E

【答案分析】正常月经周期中，宫颈黏液中羊齿状结晶的出现与消失，有一定的规律性。一般在月经周期第7日左右出现Ⅲ型结晶，随着体内雌激素水平的逐渐升高，转变为Ⅱ型，至排卵期（月经周期第13~14日）见典型的Ⅰ型宫颈黏液结晶（典型羊齿状结晶），排卵后又转变为Ⅱ型，以至于Ⅲ型，约在月经周期的第22日转为椭圆体。掌握此规律就可排除错误选项。

2.宫颈黏液涂片干燥后，镜下可见典型羊齿状结晶，直接受那种激素影响（　　）

A.促黄体素　　　　　　　　B.生乳素　　　　　　　　C.促卵泡素

D.雌激素　　　　　　　　　E.孕激素

【正确答案】D

【易错答案】A、B、C、E

【答案分析】生育年龄妇女,血中雌激素水平呈周期性变化。雌激素水平在排卵前一天达高峰,使宫颈口松弛,宫颈黏液分泌量增加,质变稀薄,易拉成丝状,可见典型的Ⅰ型宫颈黏液结晶（典型羊齿状结晶）。孕激素一般排卵后7~8天分泌量达高峰。促黄体素主要促进卵泡的排出,

促卵泡素是促进卵泡发育。

3.骨盆外测量骶耻外径（E.C）的后据点是（　　　）

A.米氏菱形窝的上角　　　　　B.第五腰椎棘突上

C.米氏菱形窝的中央　　　　　D.髂后上棘联线中点下 2~2.5cm

E.髂嵴后联线中点上 1.5cm

【正确答案】A

【易错答案】B、C、D、E

【答案分析】骶耻外径是从第五腰椎棘突下（即米氏菱形窝的上角）至耻骨联合上缘中点的距离，正常值为 8.5~9.5cm，它直接反映骨盆出口横径的长度。此处为识记内容。

4.下列骨盆径线数值异常的是（　　　）

A.真结合径 11cm　　　　　B.对角径 13cm　　　　　C.出口后矢状径 9cm

D.坐骨结节间径 9cm　　　　E.坐骨棘间径 8cm

【正确答案】E

【易错答案】A、B、C、D

【答案分析】中骨盆横径又称坐骨棘间径，指两侧坐骨棘间的距离，平均值约为 10cm，是胎儿先露部通过中骨盆的重要径线。其他选项数值正确，可排除。

（二）问答题

1.简述妊娠试验及其临床意义。

【正确答案】妊娠试验是利用孕妇尿液及血清中含有绒毛膜促性腺激素的生物学或免疫学特点，检测受孕者体内有无绒促性素的方法，可协助诊断早期妊娠等。临床上除能检测是否妊娠外，对滋养细胞疾病的诊断、治疗及随访具有重要价值。

【易错答案】妊娠试验阴性不能排除早期妊娠和宫外孕。

【答案分析】尿妊娠试验最好使用晨尿，因其浓度高故检测更准确，该妊娠试验需结合B超、停经天数及血 HCG 值等作出临床诊断。

2.简述基础体温的临床应用。

【正确答案】（1）检查不孕原因：常规测量基础体温，了解其卵巢功能，有无排卵，以及黄体功能。

（2）指导避孕与受孕：根据安全期可用以指导避孕。基础体温上升前后 2~3 日是排卵期，此期最易受孕，称为易孕期，故可用以指导不孕妇女掌握易受孕时期进行性生活。

（3）协助诊断妊娠：妊娠后由于妊娠黄体的作用，雌、孕激素水平均增高，故基础体温于排卵后持续升高。若基础体温上升持续 3 周以上，则提示有妊娠可能。

（4）协助诊断月经失调：基础体温可以反映排卵功能，例如无排卵性功能失调性子宫出血患者，基础体温单向型。此外，根据基础体温上升持续的时间、体温的高低以及下降的方式又可以反映黄体的功能状态。因此，基础体温可用以诊断月经失调及观察药物疗效。

【易错答案】此处检查不孕原因及指导避孕的知识点常漏掉。

【答案分析】不能严格按照要求测量的基础体温无临床意义，根据基础体温变化可了解卵巢功能，排卵后体温升高且持续 3 周提示妊娠的可能，根据体温变化反映月经周期的排卵期，可指导避孕。

3. 简述子宫输卵管造影术的适应证与禁忌证。

【正确答案】（1）适应证：①不孕症：经输卵管通液或通气术检查，显示输卵管不通或通而不畅者；输卵管整复或黏堵手术后，观察手术效果。②习惯性流产：检查有无宫颈内口松弛或子宫畸形。③寻找子宫异常出血的原因。④确定生殖器畸形的类别。

（2）禁忌证：急性或亚急性生殖道炎症；急性或严重的全身性疾病；流产、刮宫术或产后 6 周内；停经不能排除妊娠者；过敏性体质或碘过敏者。

【易错答案】此处常忘记寻找子宫异常出血的原因也是该检查的适应证。

【答案分析】子宫输卵管造影术是将造影剂（碘剂）注入子宫腔及输卵管，以了解宫腔及输卵管情况，因而过敏性体质或碘过敏者是其禁忌证。不孕症、习惯性流产及检查生殖器畸形是其常用适应证。

第十六章　计划生育

避孕

◎ **重点** ◎

宫内节育器放置术、取出术

◎ **难点** ◎

安全期避孕法

常见试题

（一）单项选择题

1. 放置宫内节育器的适应证是（　　　　）

A. 已婚育龄妇女，愿意选用而无禁忌证者

B. 月经频发或不规则阴道出血者

C. 宫颈糜烂严重者

D. 经净后有性生活者

E. 生殖器官炎症

【正确答案】A

【易错答案】B

【答案分析】已婚育龄妇女，愿意选用而无禁忌证者均可放置。宫内节育器放置时间为月经干净3~7天，本周期无性生活，无生殖道炎症等，故可排除B、D、E选项。

2. 关于宫内节育器的取器时间，正确的是（　　　　）

A. 月经干净3~7天，或绝经后半年至1年为宜

B. 有附件炎症者

C. 月经尚未干净者

D. 有感染者，未给予治疗

E. 肺部肿瘤者，则随时可取

【正确答案】A

【易错答案】B

【答案分析】宫内节育器取器时间：月经干净3~7天，或绝经后半年至1年为宜；带器妊娠者，妊娠终止时同时取出；如因为盆腔肿瘤需取出，则随时可取；有感染者，取器术前、术后应给抗生素。此为临床常规掌握内容，可辨别错误答案。

3.避孕药药物副反应是（ 　　）

A.月经来潮 　　　　　　　B.类早孕反应 　　　　　　　C.子宫增大

D.发热 　　　　　　　　　E.乳汁分泌

【正确答案】B

【易错答案】E

【答案分析】避孕药药物副反应包括：类早孕反应、闭经、过敏反应、月经不调、突破性出血。其他为干扰选项，可排除。

4.关于药物避孕的适应证说法错误的是（ 　　）

A.严重高血压、糖尿病、肝肾疾病及甲状腺功能亢进者不可应用

B.血栓性疾病、充血性心力衰竭、血液病及哺乳期不影响应用

C.子宫肌瘤、恶性肿瘤或乳房内有肿块不可应用

D.月经40天一行者

E.月经量少或月经量较多

【正确答案】B

【易错答案】A

【答案分析】药物避孕法禁忌证：严重高血压、糖尿病、肝肾疾病及甲状腺功能亢进者不宜应用；血栓性疾病、充血性心力衰竭、血液病及哺乳期不宜应用；子宫肌瘤、恶性肿瘤或乳房内有肿块不宜应用。月经周期延长或经量的多与少都不影响避孕药的使用。此处临床要求严格掌握口服避孕药的适应证和禁忌证，易混淆选项即可排除。

（二）多项选择题

1.关于宫内节育器的取器时间，正确的是（ 　　）

A.月经干净3~7天，或绝经后半年至1年为宜

B.自然流产转经后

C.带器妊娠者，妊娠终止时同时取出

D.有感染者，取器术前、术后给抗生素

E.盆腔肿瘤需取出者，则随时可取

【正确答案】ACDE

【易错答案】ABCDE

【答案分析】节育器取出时间：月经干净后3~7天，或绝经后半年至1年为宜；如因为盆腔肿瘤需取出，则随时可取；带器妊娠者，终止妊娠时同时取出；疑有感染者术前、术后给予抗生素。

2.计划生育的内容包括（　　　　）

A. 晚婚　　　　　　　　　B. 晚育　　　　　　　　　C. 节育

D. 优生优育　　　　　　　E. 避孕

【正确答案】ABCD

【易错答案】ABCDE

【答案分析】计划生育的基本内容包括：晚婚、晚育、节育、优生优育；避孕仅是节育的方法之一。

3.关于宫内节育器的放置时间，正确的是（　　　　）

A. 月经干净后 3~7 天无房事

B. 自然流产转经后干净 3~7 天

C. 足月产及孕中期引产后 3 个月

D. 剖宫产术后半年

E. 人工流产后，其经过顺利且宫腔在 10cm 以内，无感染及出血倾向者

【正确答案】ABCDE

【易错答案】漏选。

【答案分析】宫内节育器放置时间：月经干净后 3~7 天无房事；人工流产后，其经过顺利且宫腔在 10cm 以内，无感染及出血倾向者；自然流产转经后干净 3~7 天；足月产及孕中期引产后 3 个月或剖宫产术后半年。

（三）问答题

1.简述宫内节育器的放置时限。

【正确答案】月经干净 3~7 天禁房事；人工流产术后，其经过顺利且宫腔在 10cm 以内，无感染或出血者；自然流产转经后 3~7 天；足月产及孕中期引产后 3 个月或剖宫产术后半年。

【易错答案】经常出错的地方是禁房事。

【答案分析】放置宫内节育器有严格的时限要求，在临床常常忘记询问患者的性生活史，育龄期妇女一旦有性生活在进行临床操作时首先要排除妊娠的可能，其他知识点均为识记内容。

2.简述宫内节育器取器指征。

【正确答案】放置年限已到需要换者；计划再生育者；宫内节育器并发症较重，治疗无效者；宫内节育器变形或有移位者,要求改用其他避孕措施或节育者；已绝经半年以上，或丧偶、离婚者；有感染化脓、嵌顿等并发症。

【易错答案】此处常常会漏掉感染等并发症。

【答案分析】宫内节育器的取出适应证有很多，其中伴有感染、嵌顿等并发症时需及时取出，以免发生意外。

3.简述宫内节育器嵌顿的诊断要点及处理。

【正确答案】节育器部分或全部嵌入子宫内膜、子宫肌层，甚或其尖端突出于子宫浆膜下层。

诊断要点：下腹坠痛，经治疗后无好转；不规则阴道流血；取环时发生困难；B超检查呈环嵌顿反应；子宫碘油造影显像嵌顿。处理：嵌于子宫内膜者，先用刮匙刮除内膜再取器；累及浅肌层者，可自宫颈口钳住节育器轻轻往外拉，如为金属单环、麻花环可用取环钩钩住环下缘，牵出环丝，自一侧近端剪断，牵拉另一端，轻轻将环丝抽出；嵌入子宫肌壁深层或浆膜下层者，定位后开腹取出。

【易错答案】诊断时漏掉影像学检查。

【答案分析】节育器发生嵌顿的诊断很重要，必要时采取影像学检查协助诊断，在取出时动作宜轻柔必要时需定位后开腹取出。

绝育

◎ **重点** ◎

1.输卵管绝育常用的方法
2.经腹输卵管结扎术的手术时间、手术方法

◎ **难点** ◎

经腹输卵管结扎术的适应证、禁忌证

常见试题

（一）单项选择题

1.经腹输卵管结扎术手术时间非妊娠期以月经干净（   ）日为宜

A. 3~7   B. 2~4   C. 7~10

D. 5~9   E. 10~16

【正确答案】A

【易错答案】C

【答案分析】经腹输卵管结扎术手术时间非妊娠期以月经干净3~7日为宜。

2.经腹输卵管结扎术手术时间可以在人工流产或分娩后（   ）小时内进行

A. 48   B. 24   C. 72

D. 56   E. 12

【正确答案】A

【易错答案】C

【答案分析】经腹输卵管结扎术手术时间可以在人工流产或分娩后48小时内进行。

3.产后患者，经腹输卵管结扎术手术操作可以在宫底下（   ）cm 做纵切口

A. 3~4   B. 1~2   C. 5~6

D. 2~3   E. 6~7

【正确答案】D

【易错答案】C

【答案分析】经腹输卵管结扎术手术操作，产后可以在宫底下 2~3cm 做纵切口。

（二）问答题

简述经腹输卵管结扎术适应证及禁忌证。

【正确答案】经腹输卵管结扎术的适应证：已婚妇女，夫妇双方自愿绝育且无禁忌证者；患有严重全身疾病不宜生育者。禁忌证：全身性急性感染性疾病、急慢性盆腔炎、腹壁皮肤感染等；全身状况不佳，如心力衰竭，血液病等，不能胜任手术者；严重的神经官能症或对绝育手术有顾虑者；24 小时内体温两次高于 37.5℃者。

【易错答案】慢性盆腔炎也是输卵管结扎术的禁忌证。

【答案分析】经腹输卵管结扎术是妇科临床常见手术，故应全面掌握其适应证和禁忌证慢性盆腔炎患者是手术的禁忌证，一旦手术可能会造成盆腔炎症的扩散，另外对手术有顾忌者也不应行该操作。

避孕失败的补救措施

◎ 重点 ◎

1. 人工流产的适应证、禁忌证

2. 药物流产的用药方法

◎ 难点 ◎

人工流产并发症的处理原则

常见试题

（一）单项选择题

1. 刘某，女，28 岁，人流术后阴道淋漓出血超过 10 天，夹有暗红色血块，人流术后腰酸腹痛，有下坠感，常在阵发性腹痛后引导出血增加；妇科检查子宫体软，较正常稍大，宫颈口松弛；B 超检查宫腔内有组织物残留。正确的诊断是（   ）

A. 人流综合征   B. 子宫穿孔   C. 人流不全

D. 宫腔或颈管内口粘连   E. 人流术后感染

【正确答案】C

【易错答案】A、B、D、E

【答案分析】此病例符合人流不全的诊断要点，其他选项均与此患者临床表现不符。故可排除。

2.李某，女，26岁，人工流产术后，头晕、恶心、呕吐、面色苍白及出冷汗；心跳过缓，60次/分，心律不齐，血压下降。此病例的诊断为（　　　）

A.人流综合征　　　　　　　B.子宫穿孔　　　　　　　C.人流不全

D.宫腔或颈管内口粘连　　　E.人流术后感染

【正确答案】A

【易错答案】B、C、D、E

【答案分析】此病例表现符合人流综合症的诊断要点，其他选项均与此患者临床表现不符。故可排除。

3.陈女士，25岁，人工流产负压吸引术过程中突感阻力消失，同时吸管进入而无底的感觉；腹痛剧烈，出汗，面色苍白，血压下降。双合诊子宫体局部有明显压痛。正确诊断为（　　　）

A.人流综合征　　　　　　　B.子宫穿孔　　　　　　　C.人流不全

D.宫腔或颈管内口粘连　　　E.人流术后感染

【正确答案】B

【易错答案】A、C、D、E

【答案分析】此病例表现符合人流术中子宫穿孔的诊断要点，其他选项均与此患者临床表现不符，故可排除。

4.李女，27岁，人流术后月经过少，伴周期性腹痛、肛门坠胀感；妇科检查子宫稍大，压痛明显，宫颈举痛，附件压痛，探针探查宫腔时不能顺利进入，子宫碘油造影宫腔狭窄，正确的诊断是（　　　）

A.人流综合征　　　　　　　B.子宫穿孔　　　　　　　C.人流不全

D.宫腔或颈管内口粘连　　　E.人流术后感染

【正确答案】D

【易错答案】A、B、C、E

【答案分析】此病例表现符合人流宫腔或颈管内口粘连的诊断要点。其他选项均与此患者临床表现不符，故可排除。

5.杜某，22岁，人流术后1周，突然出现下腹疼痛、发热、腰痛、阴道分泌物稠厚浑浊等症状；白细胞增高，中性粒细胞增加；妇科检查子宫体压痛，稍大而软，双侧附件触及包块，有明显压痛。该病例正确的诊断是（　　　）

A.人流综合症　　　　　　　B.子宫穿孔　　　　　　　C.人流不全

D.宫腔或颈管内口粘连　　　E.人流术后感染

【正确答案】E

【易错答案】A、B、C、D

【答案分析】此病例表现符合人流术后感染的诊断要点。其他选项均与此患者临床表现不符，故可排除。

（二）问答题

1. 人工流产的适应证和禁忌证。

【正确答案】适应证：妊娠6~10周内要求终止妊娠而无禁忌证者，妊娠6~10周内因某种疾病不宜继续妊娠者术前必须做B超明确为宫内妊娠及其孕月大小，使人工流产更为稳妥。禁忌证：生殖器官急性炎症，如阴道炎、宫颈炎、盆腔炎等（治疗后方可手术）各种疾病的急性期，或严重的全身性疾病不能耐受手术者，妊娠剧吐酸中毒尚未纠正者，术前相隔4小时两次体温在37.5℃以上者。

【易错答案】未行B超检查明确为宫内妊娠及其孕月大小。

【答案分析】严格掌握人流术的适应证和禁忌证，术前必须做B超明确为宫内妊娠及其孕月大小，使人工流产更为稳妥。妊娠剧吐酸中毒尚未纠正者不可行此操作。

2. 简答药物流产的用药方法。

【正确答案】药物流产的用药方法：空腹或进食2小时后口服米非司酮25mg，每日2次，连服3天，（总量150mg共6片），每次服药后禁食2小时；用药第3天服完后1片米非司酮后隔1小时，在医院空腹口服米索前列醇0.6mg（3片）。

【易错答案】未答准确米非司酮及米索前列醇的服用方法。

【答案分析】此为序贯用药方法，需严格掌握。

（三）论述题

人工流产并发症的处理原则。

【正确答案】

（1）人流综合征：发生在手术结束时且不严重者可平卧，待其自然恢复后再起床；反应较重，心率在50次/分以下者应静脉注射阿托品0.5mg，并吸氧。

（2）子宫穿孔：凡子宫穿孔较小，且在穿孔后无吸引操作，手术者症状很轻，宫腔内容物已清除干净，无内出血症状者，可保守治疗；若在胚胎未吸出前发生上述穿孔，可换有经验医师避开穿孔部位，完成吸宫术后再行保守治疗。卧床休息，选用加强宫缩、止血、抗感染的药物治疗。严密观察手术者血压、脉搏、体温及有无腹痛、腹胀、恶心、呕吐、内出血等征象。上述治疗进行1周后无明显异常征象即保守治疗成功；若出现内出血或内脏损伤征象应及早剖腹探查。

（3）人流不全：流血不多者可先用2~3天抗生素，并服中药化瘀生新以观察治疗；流血多应立即清宫，术后用抗生素和宫缩剂；不全流产伴有大出血、失血性休克时，应先行休克抢救，情况好转时在进行刮宫；伴有急性感染应将大块胎盘组织轻轻夹住，同时应用大量抗生素控制感染后再行刮宫；所有宫腔刮出物均送病理检查。宫腔或宫颈管内口粘连：如属宫颈内口粘连，用探针伸入颈管，慢慢分离并探入宫腔，即可见暗红色黏稠经血流出，积血流干净后再用宫颈扩张器扩至7~8号；如属宫腔粘连，用探针或4号扩张器伸入宫腔后左右横向摆动，分离宫腔粘连，或在宫腔镜检查直视下分离粘连，粘连分离后可放置宫内节育器一枚。分离术后需用抗生素预防感染，并服中药调经。

（4）人流术后感染：广谱抗生素静脉注射或肌内注射给药，疗程至少1周；甲硝唑0.2g/次，4次/日，连服1周。结合中药辨证论治。

【易错答案】子宫穿孔必须行手术治疗。

【答案分析】人工流产虽然是门诊手术，但其并发症一定要引起高度重视，尤其是子宫穿孔的发生，临床一定要掌握并发症的处理原则。